Motten im Kopf

Motten im Kopf

Hanah Zacher (Autorin & Illustratorin),
Guy Bodenmann (Herausgeber)

Hanah Zacher
(Autorin & Illustratorin)

Guy Bodenmann
(Herausgeber)

MOTTEN IM KOPF

EIN WEG AUS DER MAGERSUCHT

hogrefe

Bibliografische Information der Deutschen Nationalbibliothek
Die Deutsche Nationalbibliothek verzeichnet diese Publikation in der Deutschen Nationalbibliografie; detaillierte bibliografische Daten sind im Internet über http://www.dnb.de abrufbar.

Verantwortliche Person in der EU:
Hogrefe Verlag GmbH & Co. KG, Merkelstraße 3, 37085 Göttingen, info@hogrefe.de

Anregungen und Zuschriften bitte an den Hersteller:
Hogrefe AG
Lektorat Psychologie
Länggass-Strasse 76
3012 Bern
Schweiz
Tel. +41 31 300 45 00
info@hogrefe.ch
www.hogrefe.ch

Lektorat: Dr. Susanne Lauri
Herstellung: Daniel Berger
Illustrationen Innenteil und Umschlag: Hanah Zacher
Satz: Hogrefe intern
Druck und buchbinderische Verarbeitung: Finidr s.r.o., Český Těšín
Printed in Czech Republic
Auf säurefreiem Papier gedruckt

1. Auflage 2025

(E-Book-ISBN_PDF 978-3-456-96354-9)
ISBN 978-3-456-86354-2
https://doi.org/10.1024/86354-000

Inhaltsverzeichnis

Geleitwort

Linn ist unsicher. Reicht ihre Leistung? Ist ihr Körper in Ordnung? Welche Rolle hat sie zu Hause und bei Gleichaltrigen? Ohne dass die Jugendliche es merkt, wird die Kontrolle über ihre Nahrung zur Zuflucht vor Ängsten und Sorgen.

Die Autorin Hanah Zacher schildert ohne Schuldzuweisungen an Eltern oder das Umfeld, warum die „Motten im Kopf" ausgerechnet um das Thema Nahrung, Essen, Figur und Gewicht herumwimmeln. Sie beschreibt, wie die Waage eher zufällig zum Wundermittel der Kontrolle werden kann und wie soziale Medien unbegrenzt Zugang zu den Themen Nahrung, Figur und Gewicht ermöglichen – und nahelegen, Teil einer privaten Welt zu sein, in der nur Jugendliche mit ähnlichen Interessen und Kompetenzen eintreten dürfen.

Die Anorexie übernimmt die Kontrolle. Linn glaubt, dass sie ihre negativen Gedanken und Gefühle loswird, wenn sie ihre Nahrung deutlich einschränkt. Die Spirale dreht sich immer schneller: Linn unterteilt in erlaubte und verbotene Nahrungsmittel, zieht sich von Gleichaltrigen und aus der Familie zurück. Alles im Dienst der Anorexie. Das tägliche Wiegen wird zum Moment der Wahrheit. Weniger geht immer!

Dieser Terror wird unangenehm gut durch den Mottenschwarm im Leben der Jugendlichen illustriert. Er zeigt uns Aussenstehenden ungeschönt Linns Leidensdruck.

Sobald ihr Untergewicht sichtbar wird, erreichen Linn Mahnungen und Sorgen, aber auch Rückmeldungen, dass sie nun attraktiver sei. Ihre Leistungsfähigkeit steigt zunächst an, unterstützt durch eiserne Disziplin und angetrieben durch den Mottenschwarm, welcher der Jugendlichen eingibt, dass sie nichts wert ist, wenn sie nicht leistet und fastet, auch wenn es sie krank macht.

Die Autorin beschreibt mit wenigen Worten und einprägsamen Bildern, wie die elterliche Sorge abblitzt, wie Behandlungsangebote als Bedrohung der hart erkämpften Unabhängigkeit und Kontrollierbarkeit wahrgenommen werden. Sie lässt uns mit der verstörenden Erkenntnis zurück, dass Linn nicht nur unter der Anorexie leidet, sondern auch unter widerstrebenden Gefühlen (Ambivalenz): Sie ist sich nicht sicher, ob sie krank genug ist, um Behandlung zu verdienen. Genau das macht das Buch stark: Es endet nicht mit dem Happy End, sondern mit der Einladung, das Hin-und-Hergerissen-Sein von Jugendlichen mit Anorexie auszuhalten.

Im zweiten Teil des Buchs legt der Psychologe Guy Bodenmann nützliche Information zum Wesen der Anorexie und zur wirksamen Behandlung für betroffene Jugendliche dar. Er weist auf die Gefahren der Anorexie hin und schreibt über die Rolle von Selbstunsicherheit und das negative Körperbild.

Die Arbeitsmaterialien aus wissenschaftlich überprüften Behandlungsansätzen machen deutlich, dass der Bereitschaft und dem Training der Jugendlichen, für sich selbst zu sorgen, eine zentrale Rolle bei der Behandlung zukommt.

Ein schönes Buch, das mit der richtigen Menge an Worten auskommt. Eine eindrückliche Illustration, bei der die Motten am Ende anderen Inhalten aus dem Leben der Jugendlichen Platz machen und den Lesenden als einzelne, interessante, fast schon schöne Insekten erscheinen. Ich wünsche diesem Buch, dass es dazu beiträgt, dass Jugendliche und andere Lesende verstehen lernen, wie die Anorexie über die Motten im Kopf bestimmt und dass die Anorexie behandelt werden muss und kann.

Prof. Dr. Simone Munsch, Universität Fribourg, Schweiz, Departement für Psychologie, Klinische Psychologie und Psychotherapie

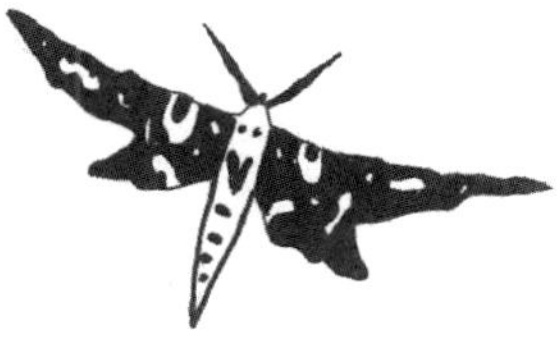

MOTTEN IM KOPF

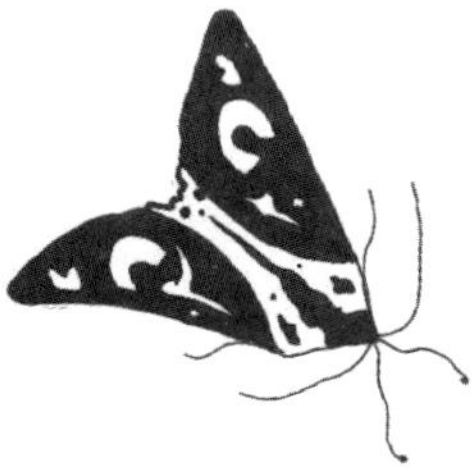

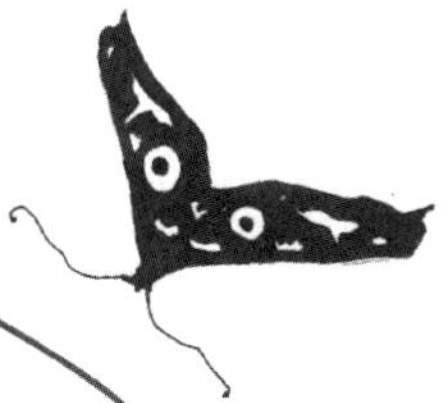

DIESE STORYLINE SETZT SICH AUS VERSCHIEDENEN ERLEBTEN GESCHICHTEN ZUSAMMEN. SIE IST NUR EIN MÖGLICHES BEISPIEL DAFÜR, WIE SICH MAGERSUCHT PRÄSENTIEREN KANN, UND IST NICHT EINFACH AUF ALLE BETROFFENEN ÜBERTRAGBAR.

ESSSTÖRUNGEN SIND SEHR VIELSEITIG UND KÖNNEN UNABHÄNGIG VON GESCHLECHT, ALTER UND LEBENSSITUATION VORKOMMEN.

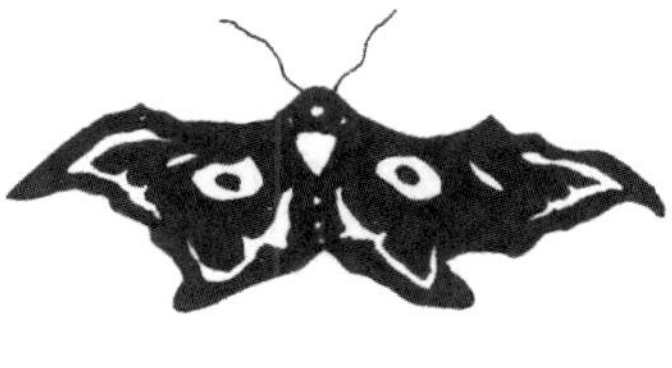

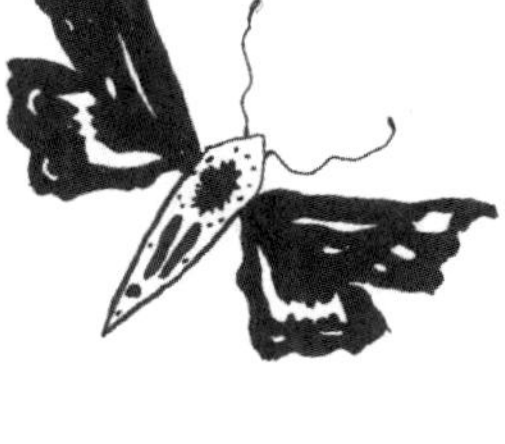

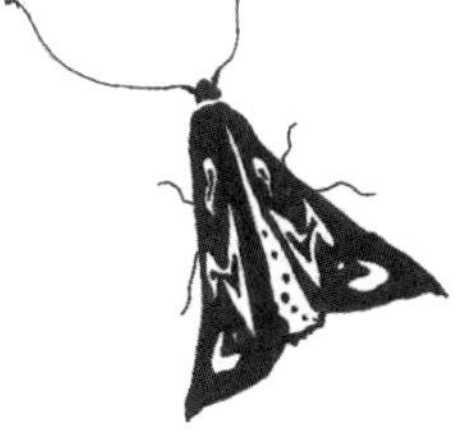

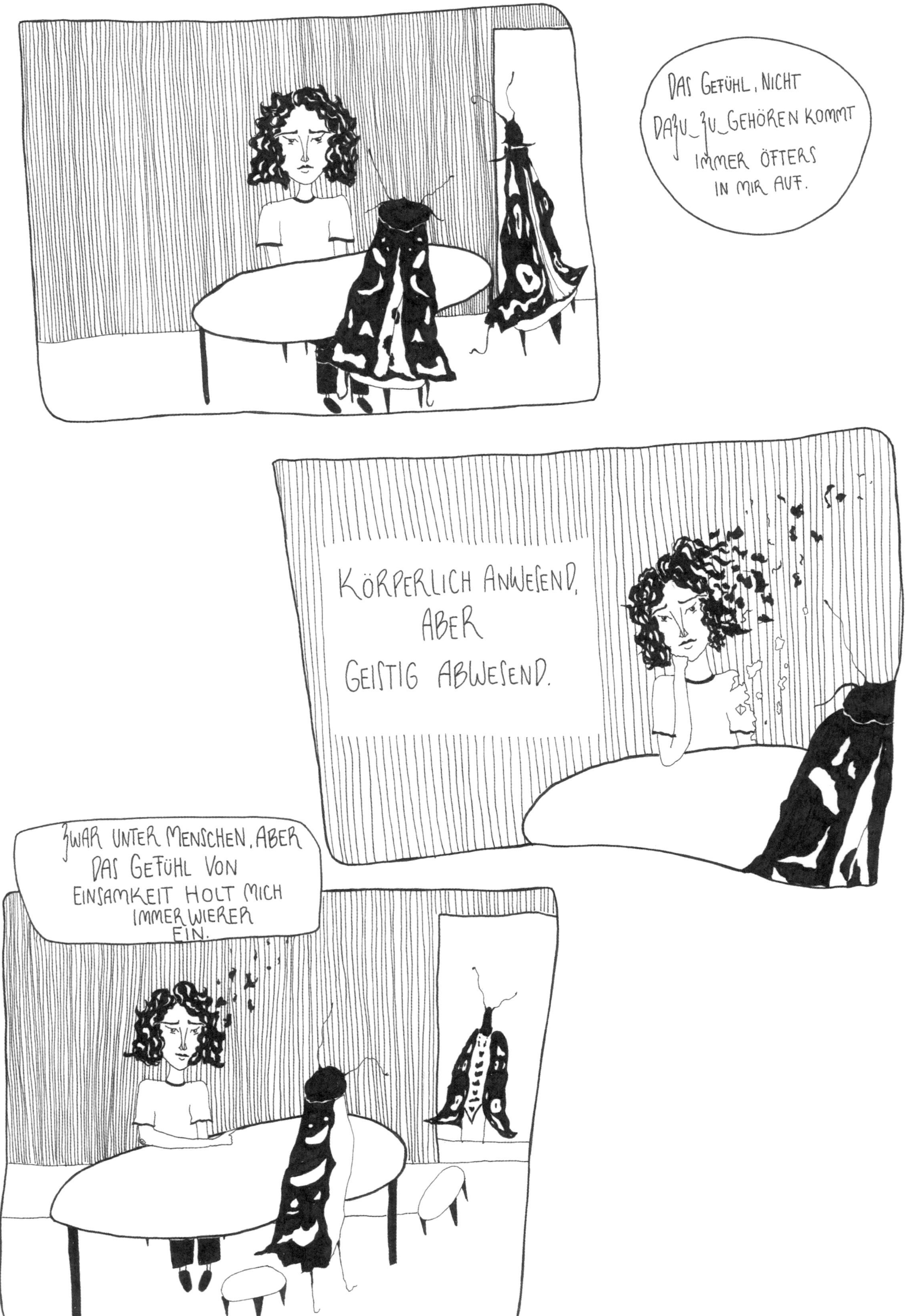
DAS GEFÜHL, NICHT DAZU_ZU_GEHÖREN KOMMT IMMER ÖFTERS IN MIR AUF.
KÖRPERLICH ANWESEND, ABER GEISTIG ABWESEND.
ZWAR UNTER MENSCHEN, ABER DAS GEFÜHL VON EINSAMKEIT HOLT MICH IMMER WIERER EIN.

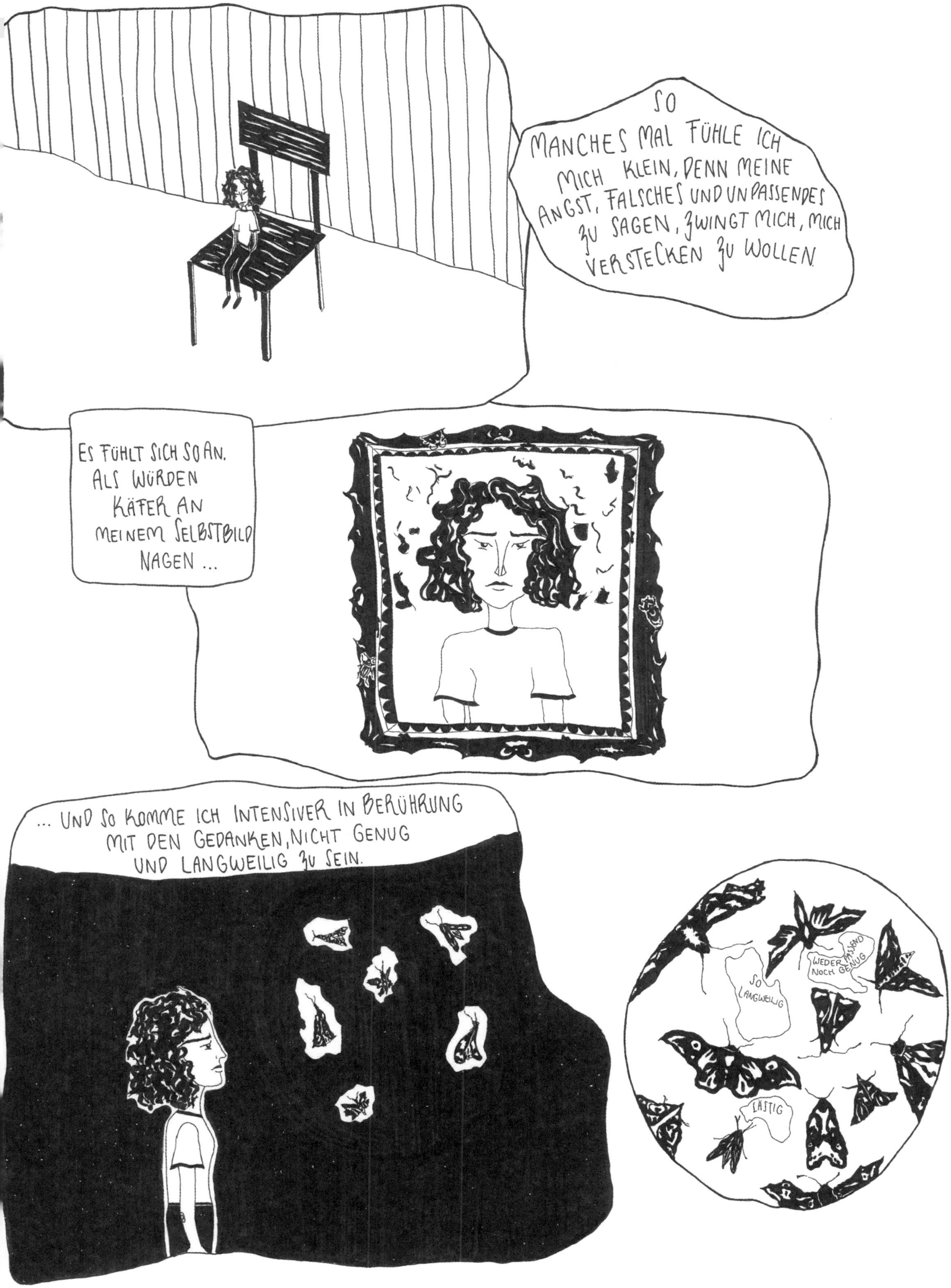
SO MANCHES MAL FÜHLE ICH MICH KLEIN, DENN MEINE ANGST, FALSCHES UND UNPASSENDES ZU SAGEN, ZWINGT MICH, MICH VERSTECKEN ZU WOLLEN.
ES FÜHLT SICH SO AN. ALS WÜRDEN KÄFER AN MEINEM SELBSTBILD NAGEN ...
... UND SO KOMME ICH INTENSIVER IN BERÜHRUNG MIT DEN GEDANKEN, NICHT GENUG UND LANGWEILIG ZU SEIN.
SO LANGWEILIG
WEDER PASSEND NOCH GENUG
LÄSTIG

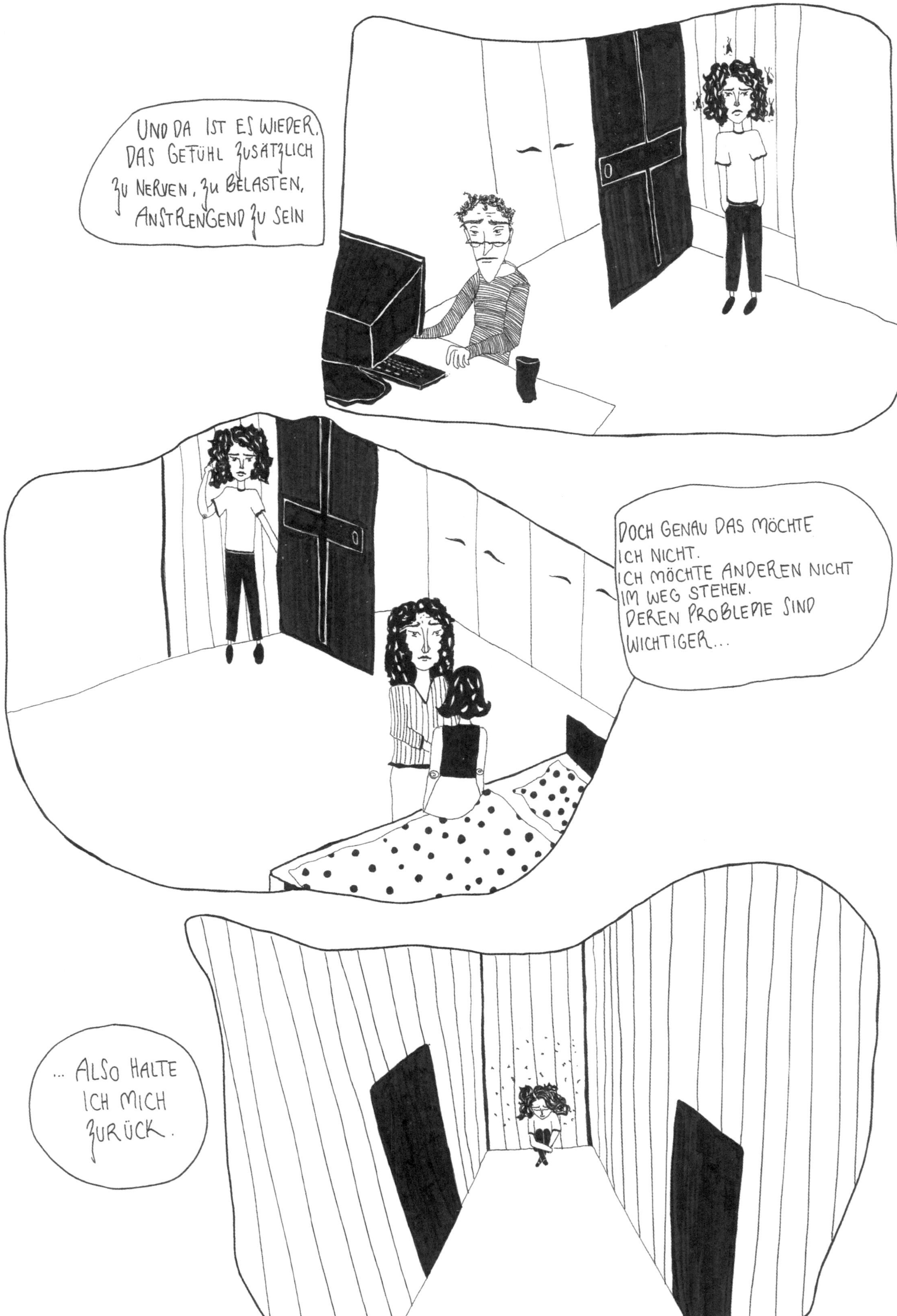
Und da ist es wieder, das Gefühl zusätzlich zu nerven, zu belasten, anstrengend zu sein
Doch genau das möchte ich nicht. Ich möchte anderen nicht im Weg stehen. Deren Probleme sind wichtiger...
... also halte ich mich zurück.

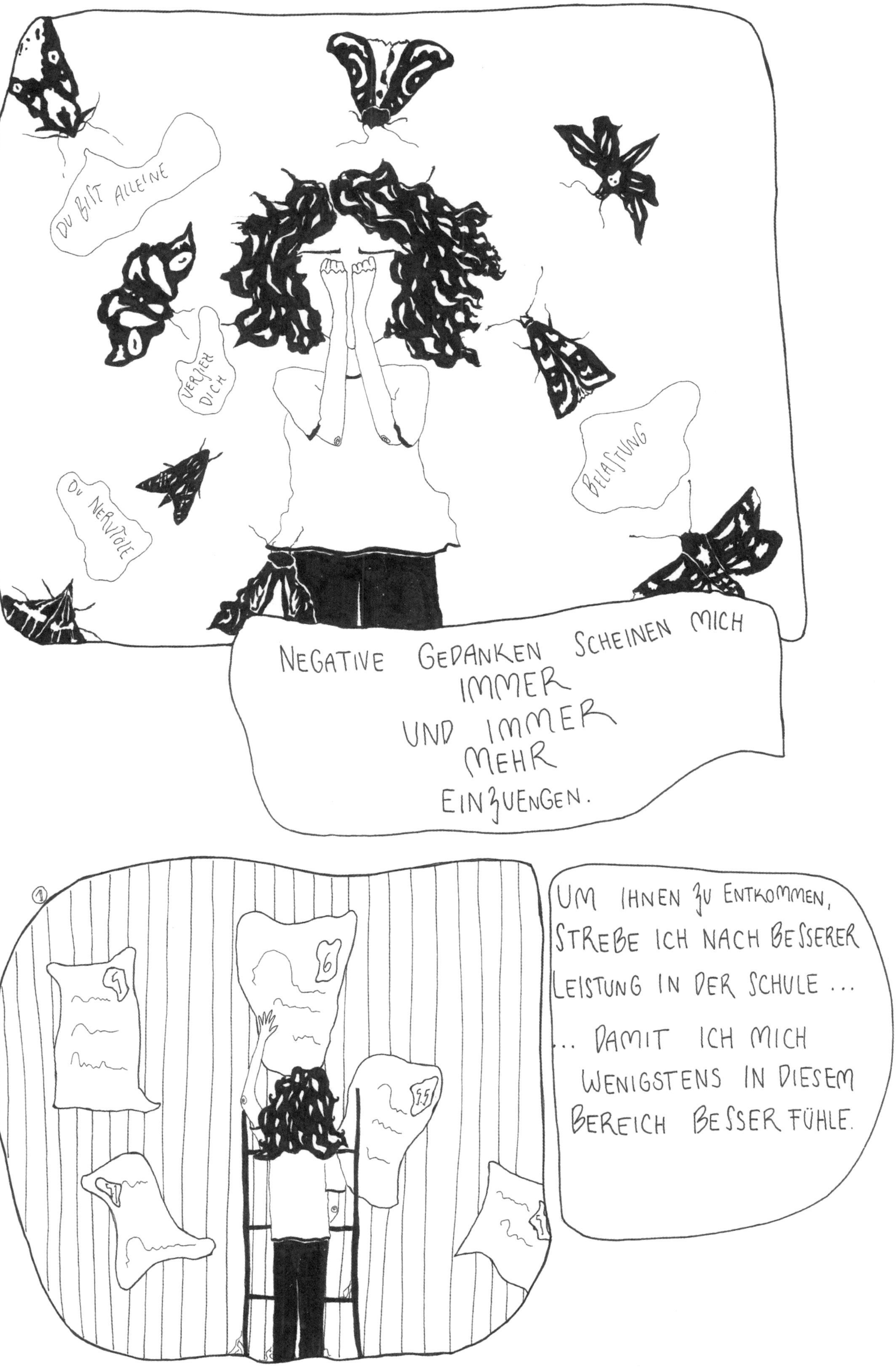

1 NACH SCHWEIZER BENOTUNGSSYSTEM. BESTNOTE 6.

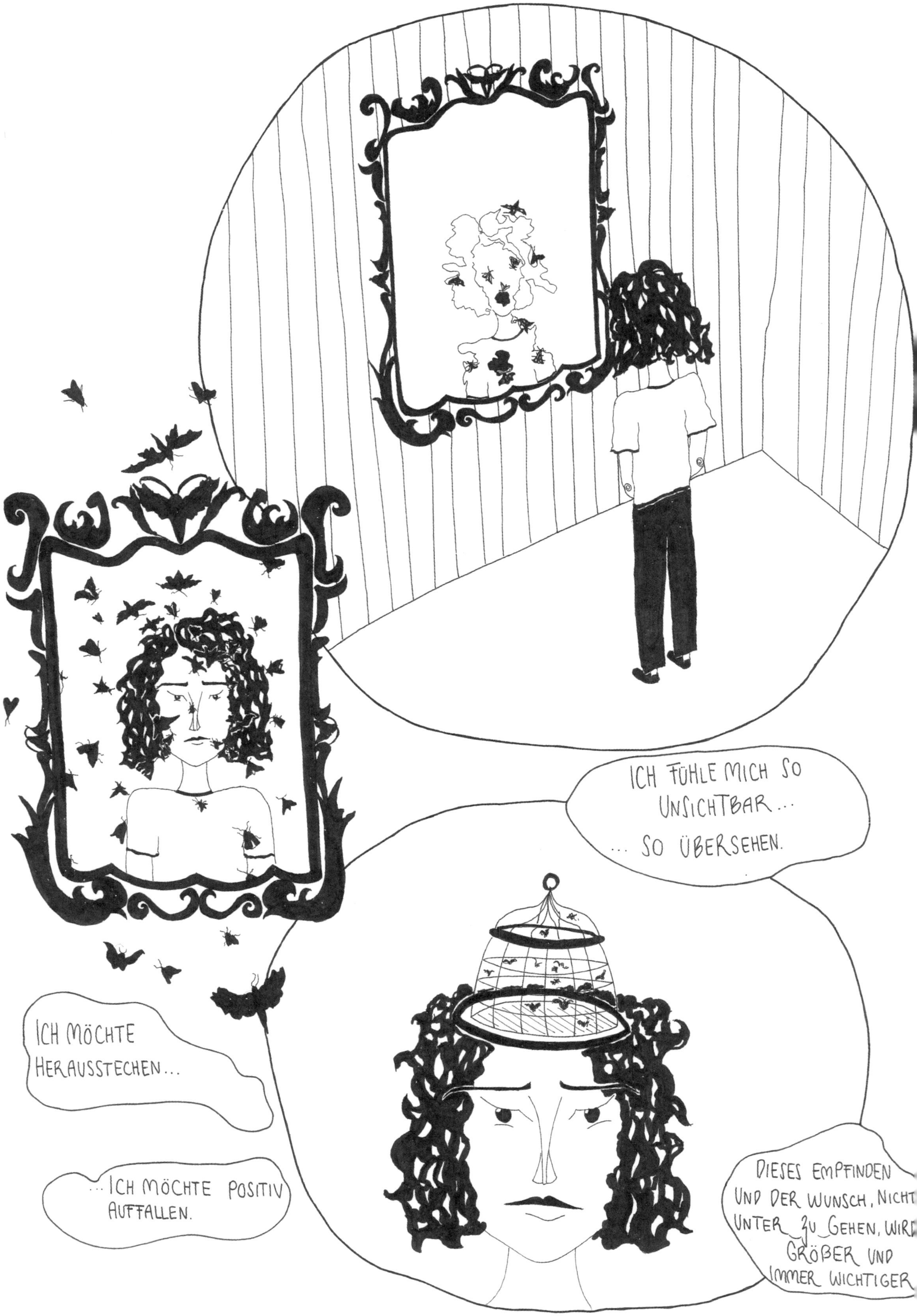
ICH FÜHLE MICH SO UNSICHTBAR...
... SO ÜBERSEHEN.
ICH MÖCHTE HERAUSSTECHEN...
...ICH MÖCHTE POSITIV AUFFALLEN.
DIESES EMPFINDEN UND DER WUNSCH, NICHT UNTER ZU GEHEN, WIRD GRÖßER UND IMMER WICHTIGER

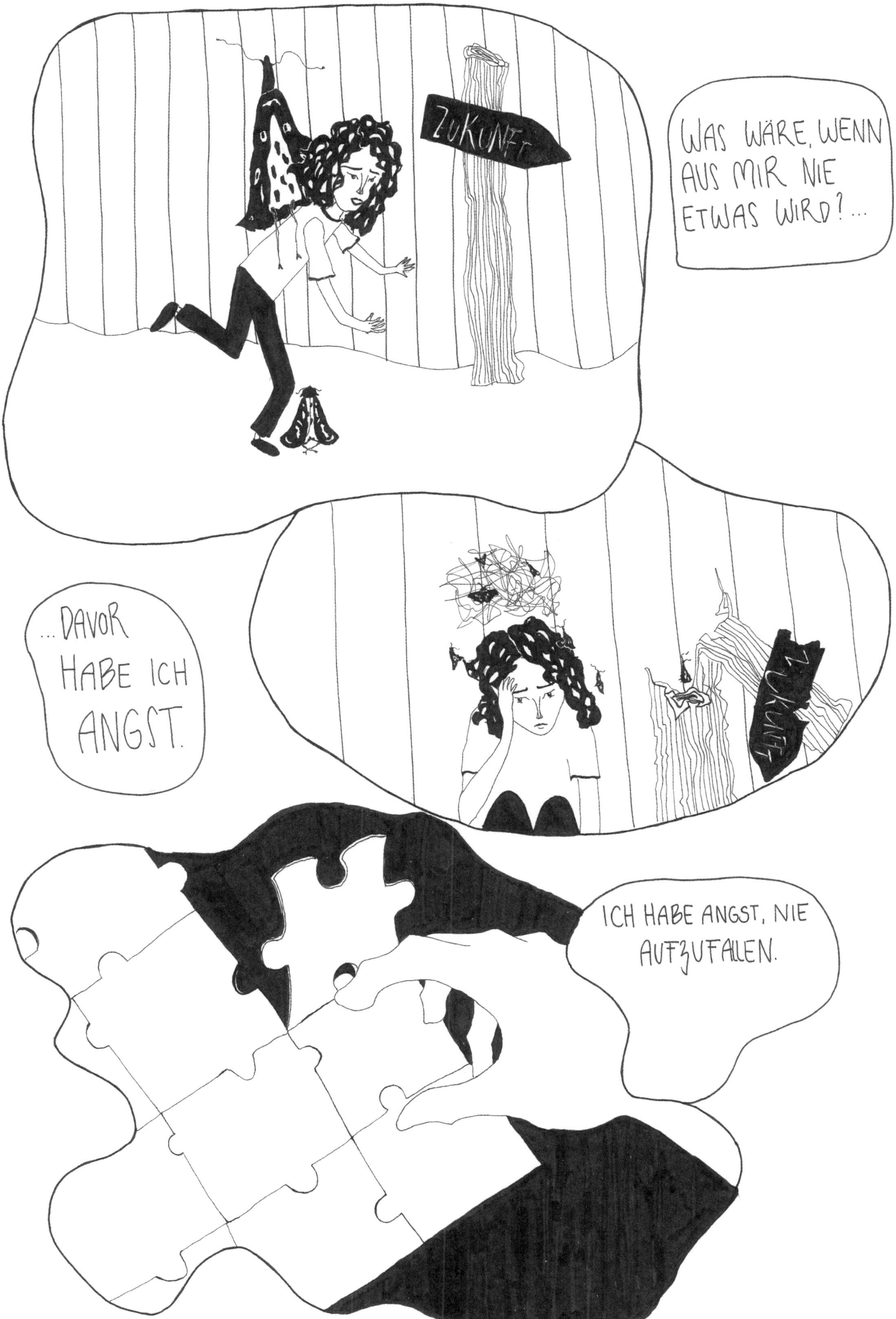
ZUKUNFT
WAS WÄRE, WENN AUS MIR NIE ETWAS WIRD?...
...DAVOR HABE ICH ANGST.
ZUKUNFT
ICH HABE ANGST, NIE AUFZUFALLEN.

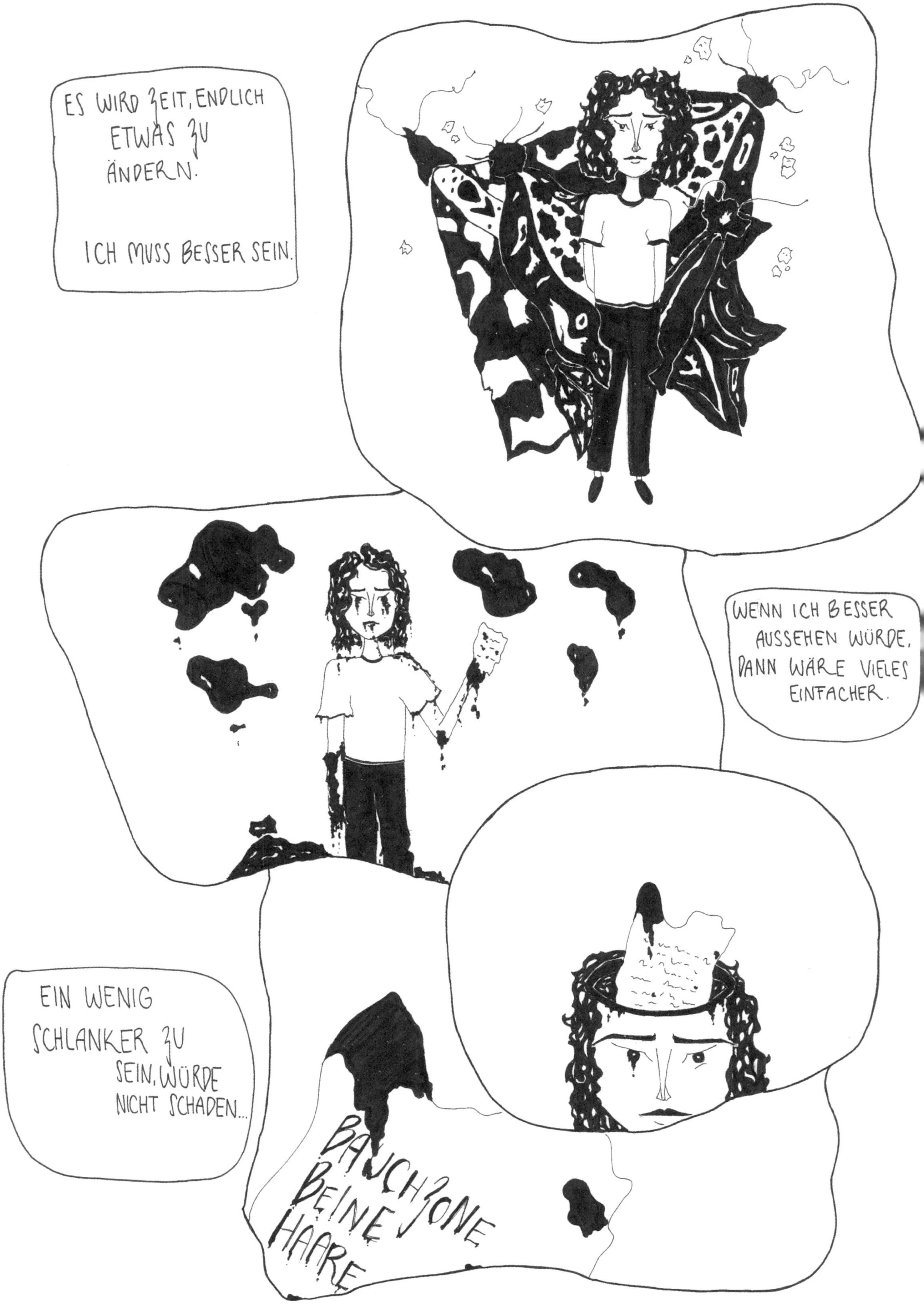
ES WIRD ZEIT, ENDLICH ETWAS ZU ÄNDERN.
ICH MUSS BESSER SEIN.
WENN ICH BESSER AUSSEHEN WÜRDE, DANN WÄRE VIELES EINFACHER.
EIN WENIG SCHLANKER ZU SEIN, WÜRDE NICHT SCHADEN...
BAUCHZONE
BEINE
HAARE

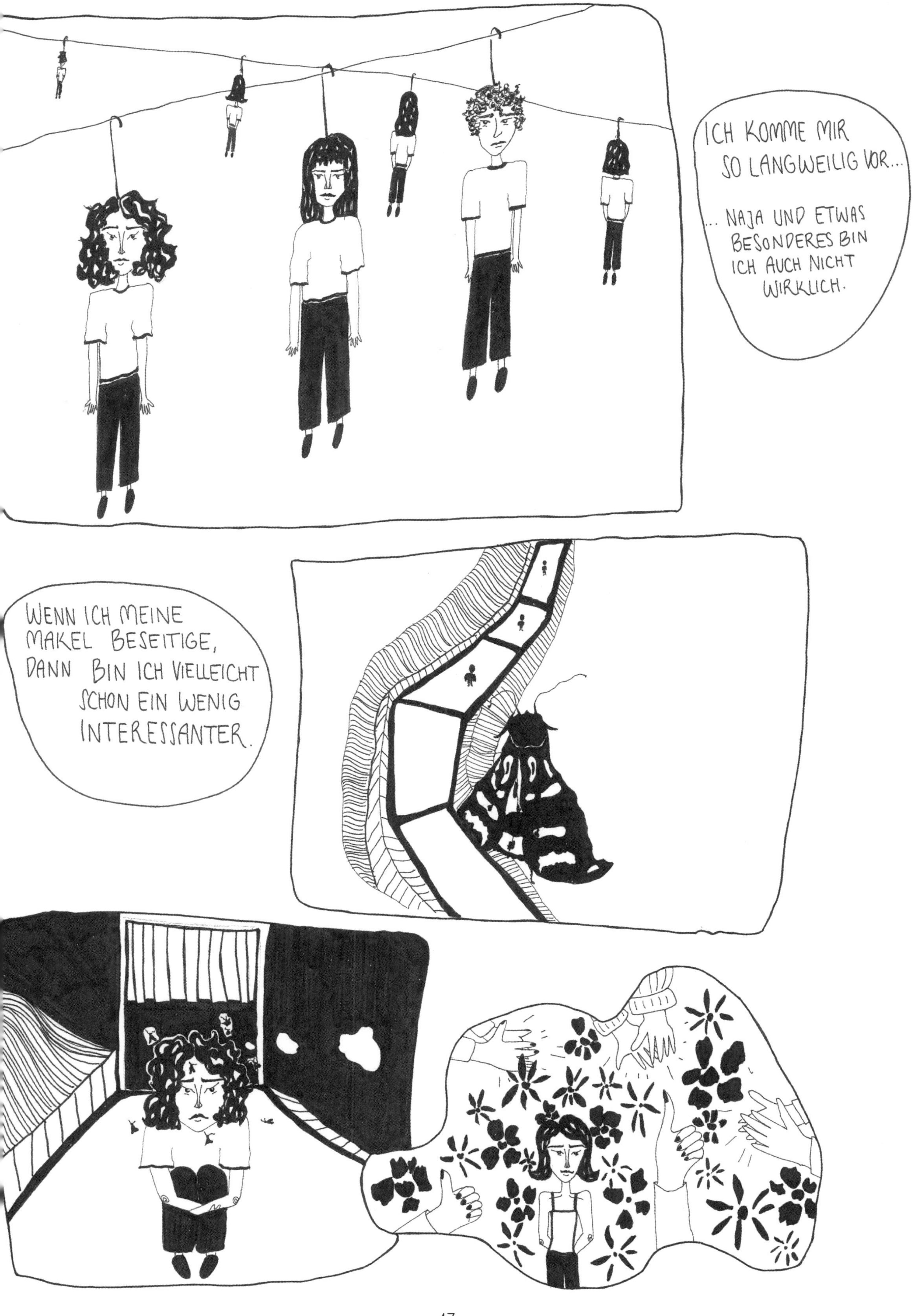
ICH KOMME MIR SO LANGWEILIG VOR...
... NAJA UND ETWAS BESONDERES BIN ICH AUCH NICHT WIRKLICH.
WENN ICH MEINE MAKEL BESEITIGE, DANN BIN ICH VIELLEICHT SCHON EIN WENIG INTERESSANTER.

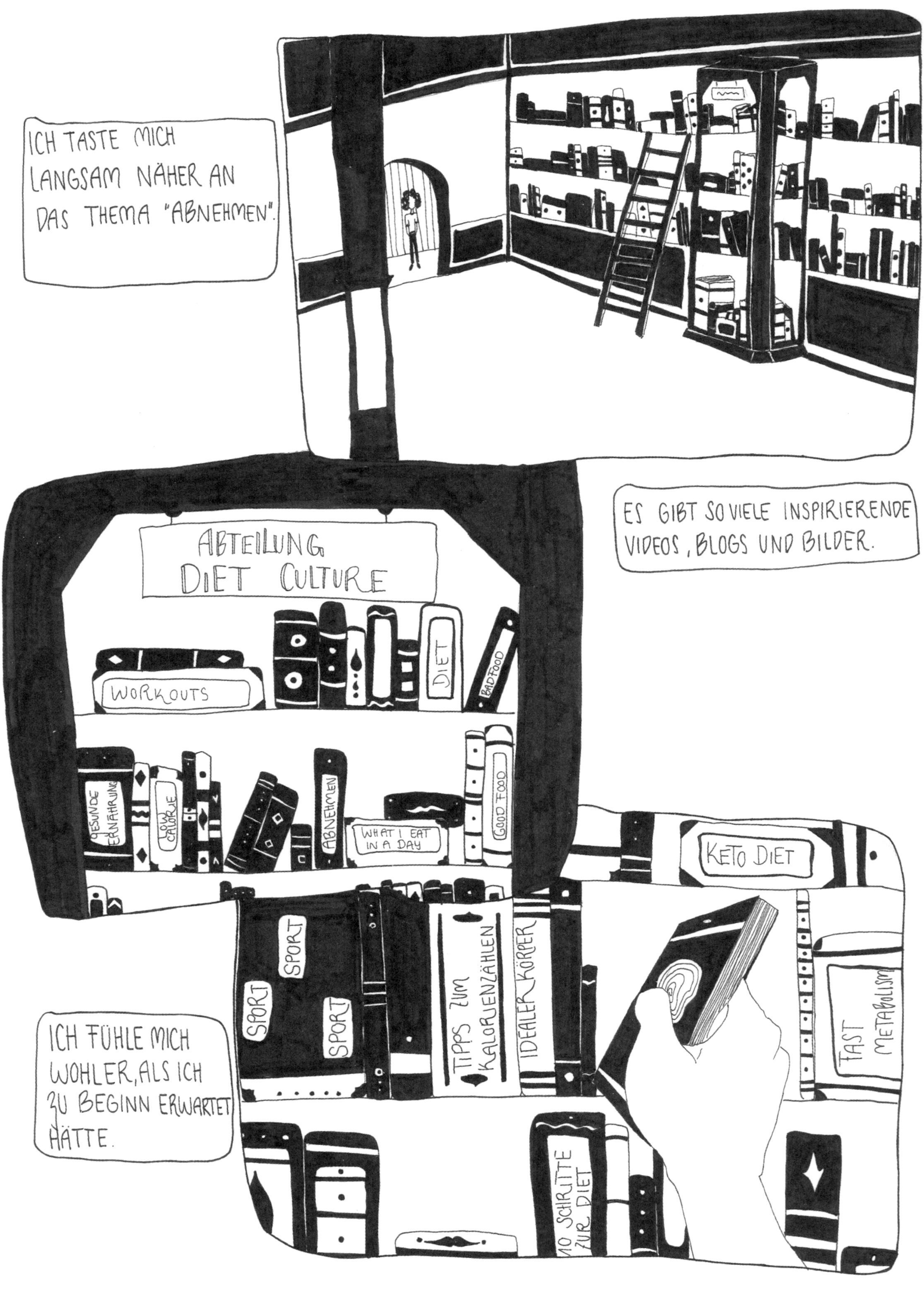
ICH TASTE MICH LANGSAM NÄHER AN DAS THEMA "ABNEHMEN".
ABTEILUNG DIET CULTURE
WORKOUTS
DIET
BADFOOD
GESUNDE ERNÄHRUNG
LOW CALORIE
ABNEHMEN
WHAT I EAT IN A DAY
GOOD FOOD
ES GIBT SO VIELE INSPIRIERENDE VIDEOS, BLOGS UND BILDER.
KETO DIET
SPORT
SPORT
SPORT
SPORT
TIPPS ZUM KALORIENZÄHLEN
IDEALER KÖRPER
FAST METABOLISM
ICH FÜHLE MICH WOHLER, ALS ICH ZU BEGINN ERWARTET HÄTTE.
10 SCHRITTE ZUR DIET

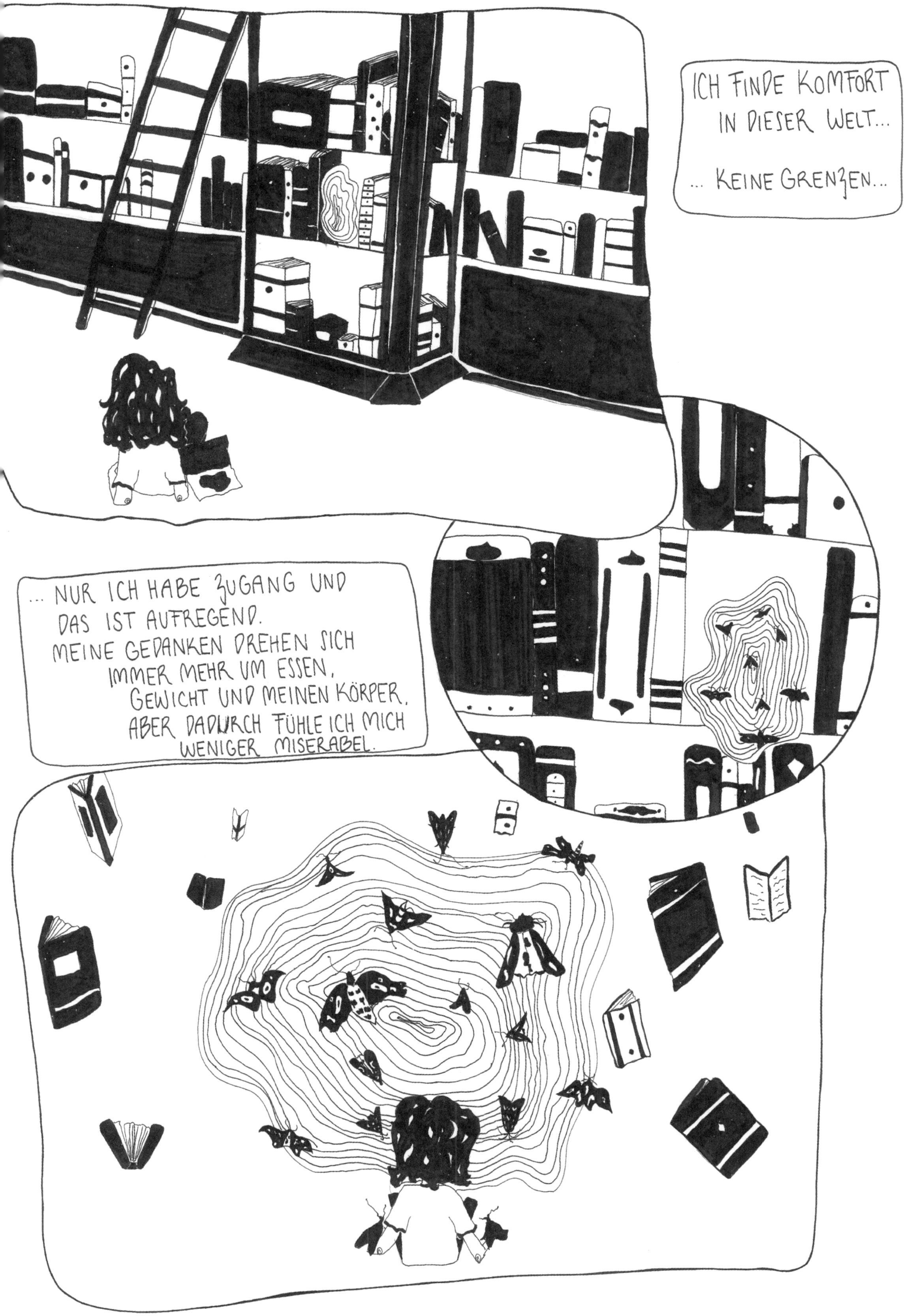
ICH FINDE KOMFORT IN DIESER WELT...
... KEINE GRENZEN...
... NUR ICH HABE ZUGANG UND DAS IST AUFREGEND. MEINE GEDANKEN DREHEN SICH IMMER MEHR UM ESSEN, GEWICHT UND MEINEN KÖRPER, ABER DADURCH FÜHLE ICH MICH WENIGER MISERABEL.

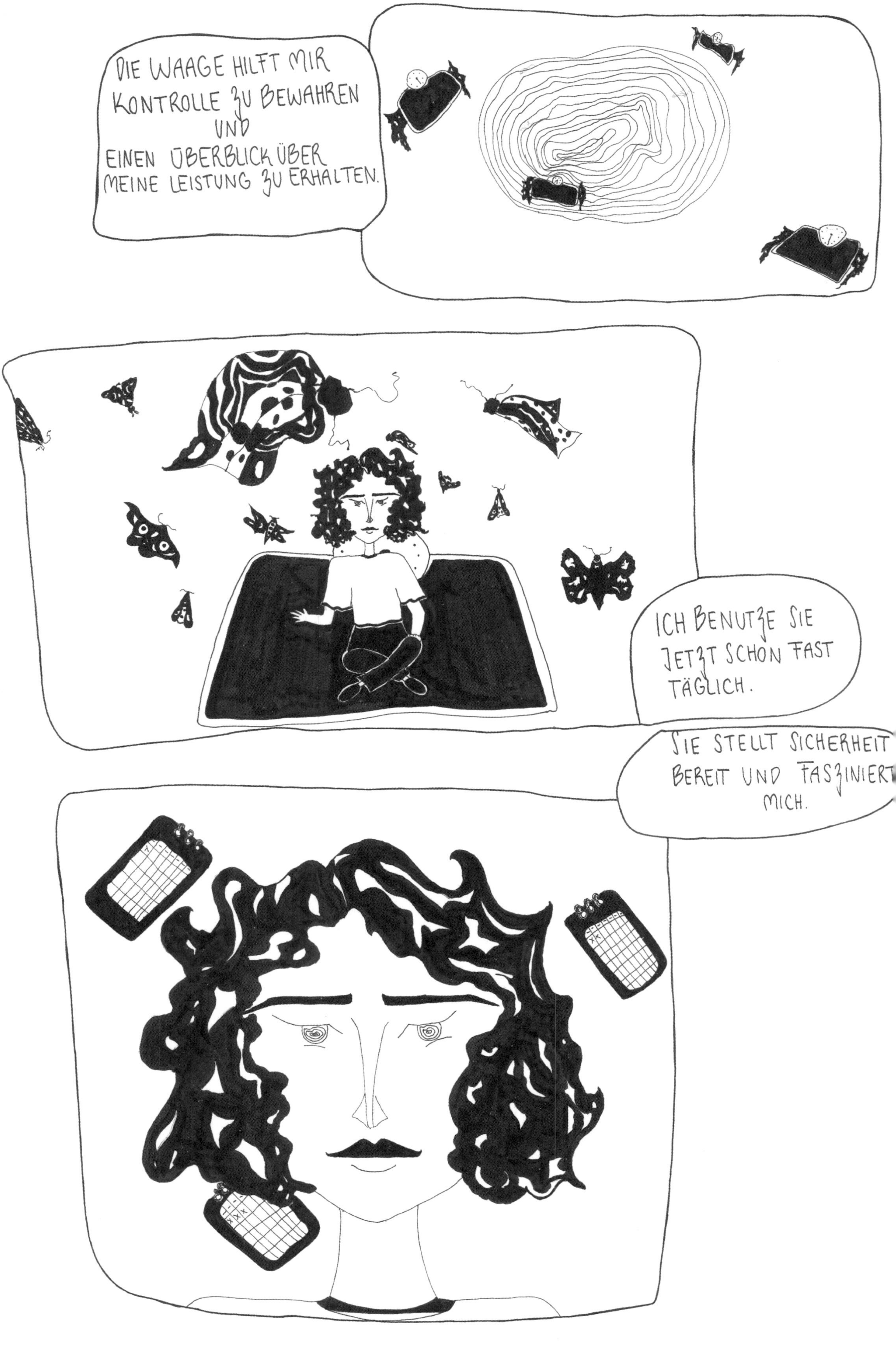
DIE WAAGE HILFT MIR KONTROLLE ZU BEWAHREN UND EINEN ÜBERBLICK ÜBER MEINE LEISTUNG ZU ERHALTEN.
ICH BENUTZE SIE JETZT SCHON FAST TÄGLICH.
SIE STELLT SICHERHEIT BEREIT UND FASZINIERT MICH.

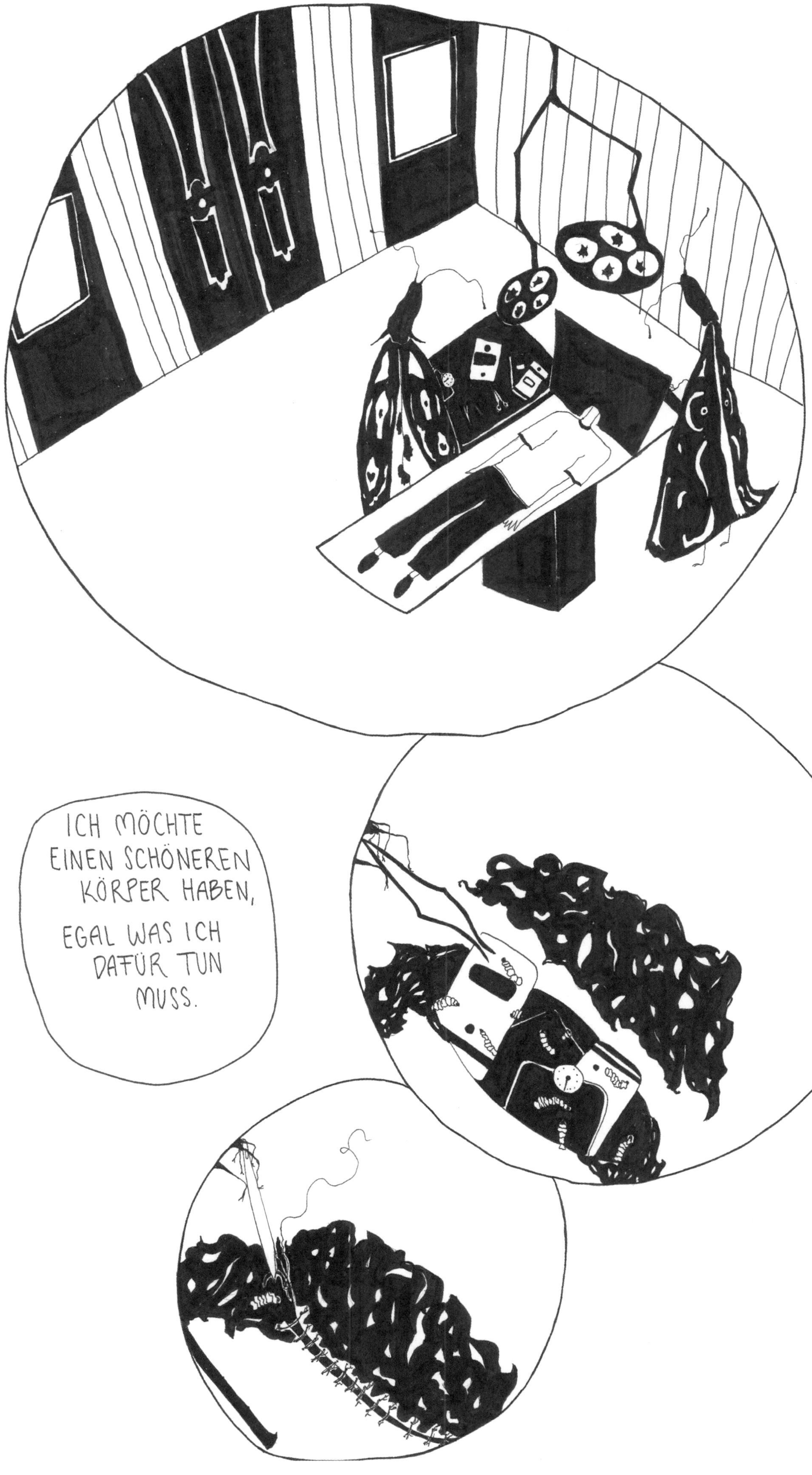
ICH MÖCHTE EINEN SCHÖNEREN KÖRPER HABEN, EGAL WAS ICH DAFÜR TUN MUSS.

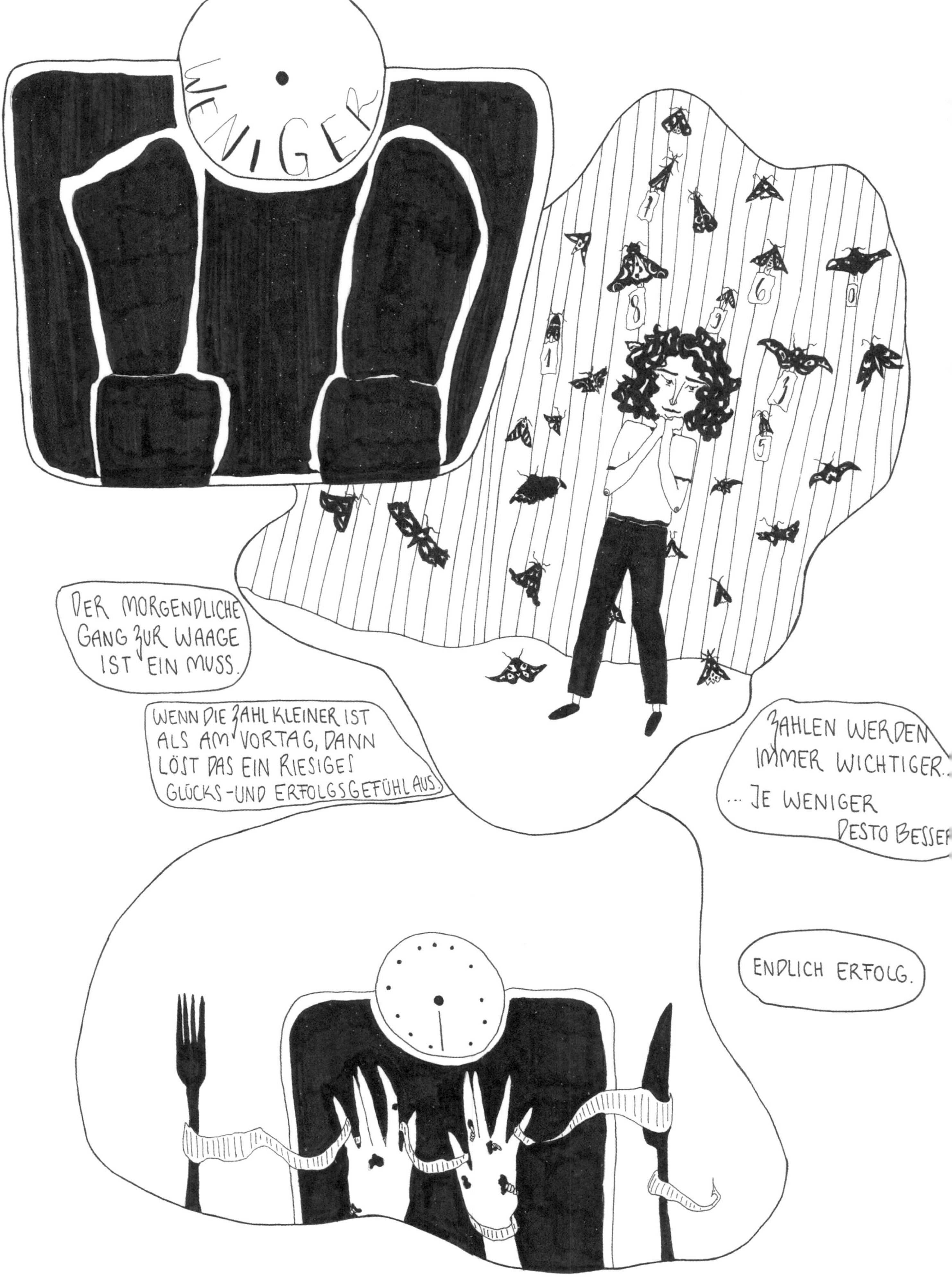
WENIGER
DER MORGENDLICHE GANG ZUR WAAGE IST EIN MUSS.
WENN DIE ZAHL KLEINER IST ALS AM VORTAG, DANN LÖST DAS EIN RIESIGES GLÜCKS-UND ERFOLGSGEFÜHL AUS.
ZAHLEN WERDEN IMMER WICHTIGER..
... JE WENIGER DESTO BESSE
ENDLICH ERFOLG.

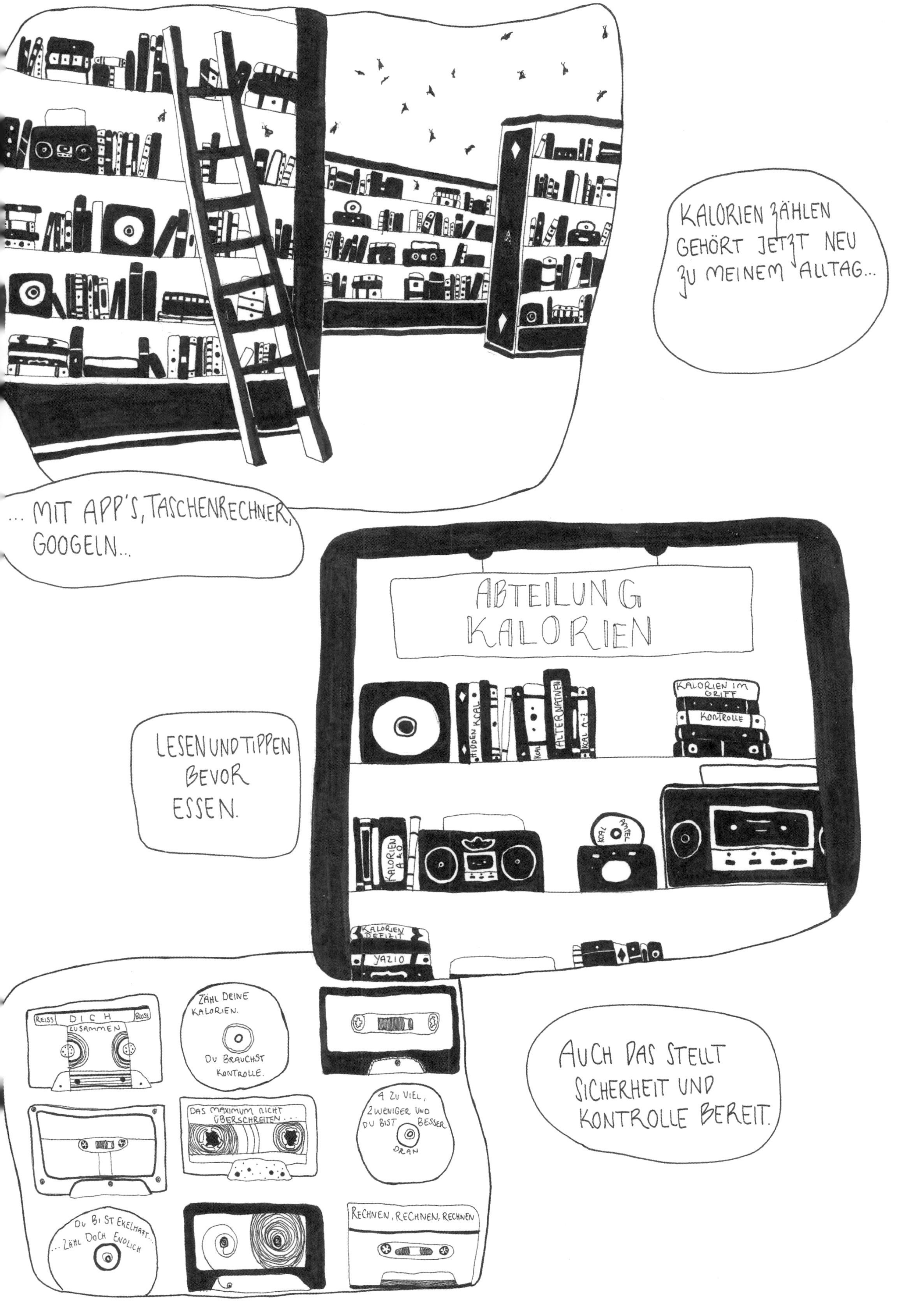
KALORIEN ZÄHLEN GEHÖRT JETZT NEU ZU MEINEM ALLTAG...
... MIT APP'S, TASCHENRECHNER, GOOGELN...
LESEN UND TIPPEN BEVOR ESSEN.
ABTEILUNG KALORIEN
HIDDEN KCAL
KCAL
ALTERNATIVEN
KCAL A-Z
KALORIEN IM GRIFF
KONTROLLE
KALORIEN A-Z
KCAL
AMPEL
KALORIEN DEFIZIT
YAZIO
AUCH DAS STELLT SICHERHEIT UND KONTROLLE BEREIT.
REISS DICH ZUSAMMEN BLOSS
ZÄHL DEINE KALORIEN.
DU BRAUCHST KONTROLLE.
DAS MAXIMUM NICHT ÜBERSCHREITEN...
4 ZU VIEL, 2 WENIGER UND DU BIST BESSER DRAN
DU BIST EKELHAFT... ZÄHL DOCH ENDLICH
RECHNEN, RECHNEN, RECHNEN

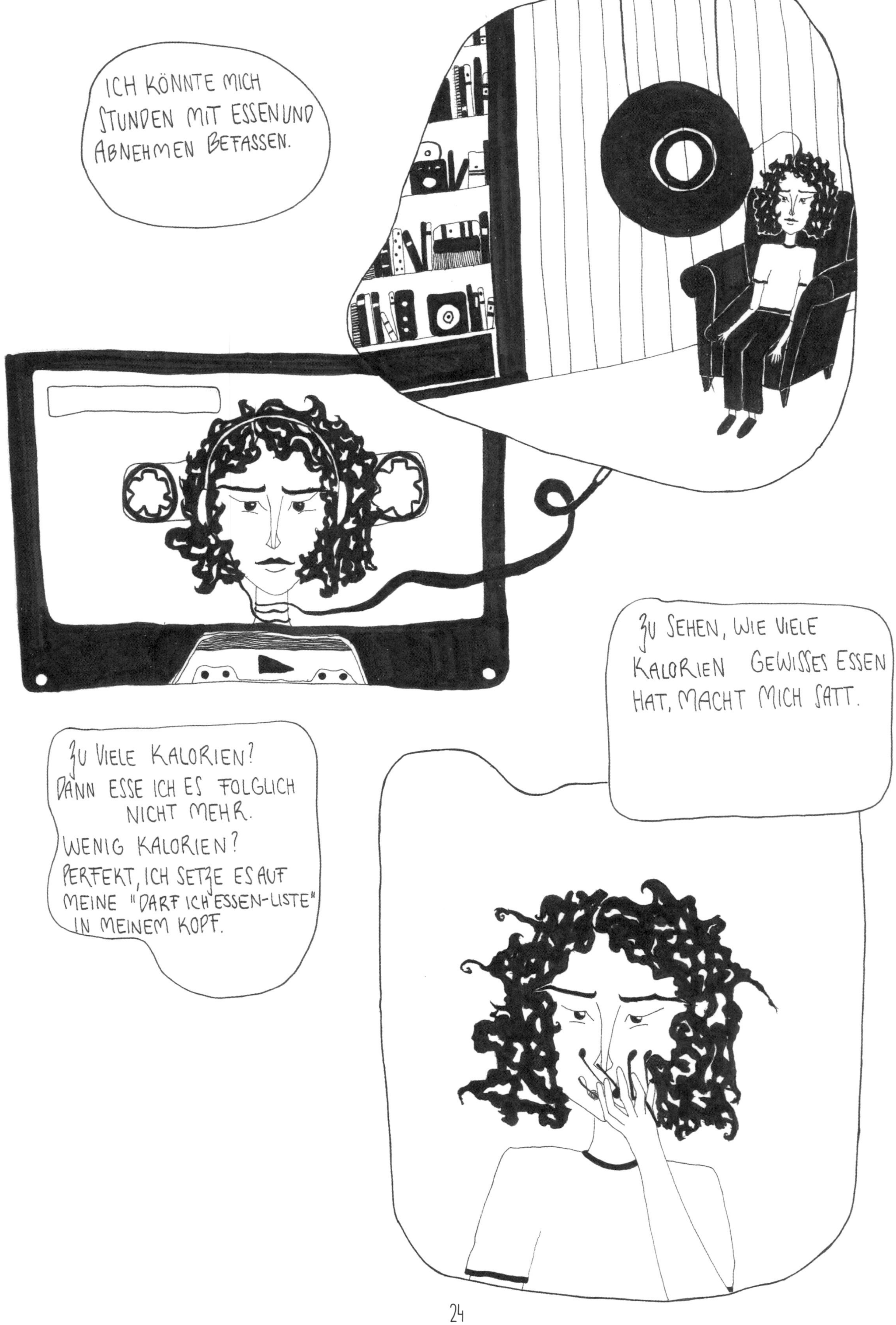
ICH KÖNNTE MICH STUNDEN MIT ESSEN UND ABNEHMEN BEFASSEN.
ZU SEHEN, WIE VIELE KALORIEN GEWISSES ESSEN HAT, MACHT MICH SATT.
ZU VIELE KALORIEN? DANN ESSE ICH ES FOLGLICH NICHT MEHR.
WENIG KALORIEN? PERFEKT, ICH SETZE ES AUF MEINE "DARF ICH ESSEN-LISTE" IN MEINEM KOPF.

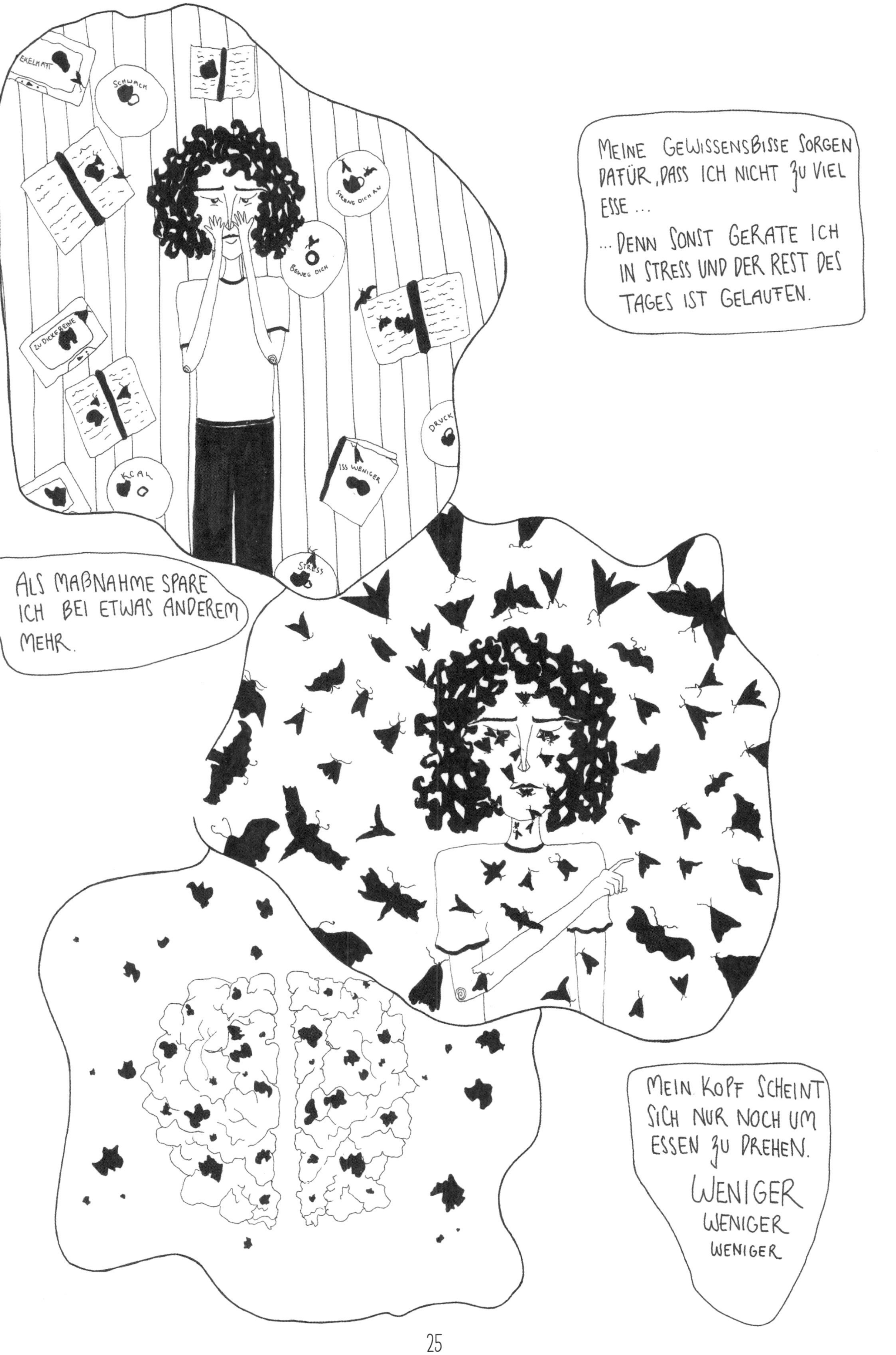
EKELHAFT
SCHWACH
STRENG DICH AN
BEWEG DICH
ZU DICKE BEINE
DRUCK
KCAL
ISS WENIGER
STRESS
MEINE GEWISSENSBISSE SORGEN DAFÜR, DASS ICH NICHT ZU VIEL ESSE …
… DENN SONST GERATE ICH IN STRESS UND DER REST DES TAGES IST GELAUFEN.
ALS MAẞNAHME SPARE ICH BEI ETWAS ANDEREM MEHR.
MEIN KOPF SCHEINT SICH NUR NOCH UM ESSEN ZU DREHEN.
WENIGER
WENIGER
WENIGER

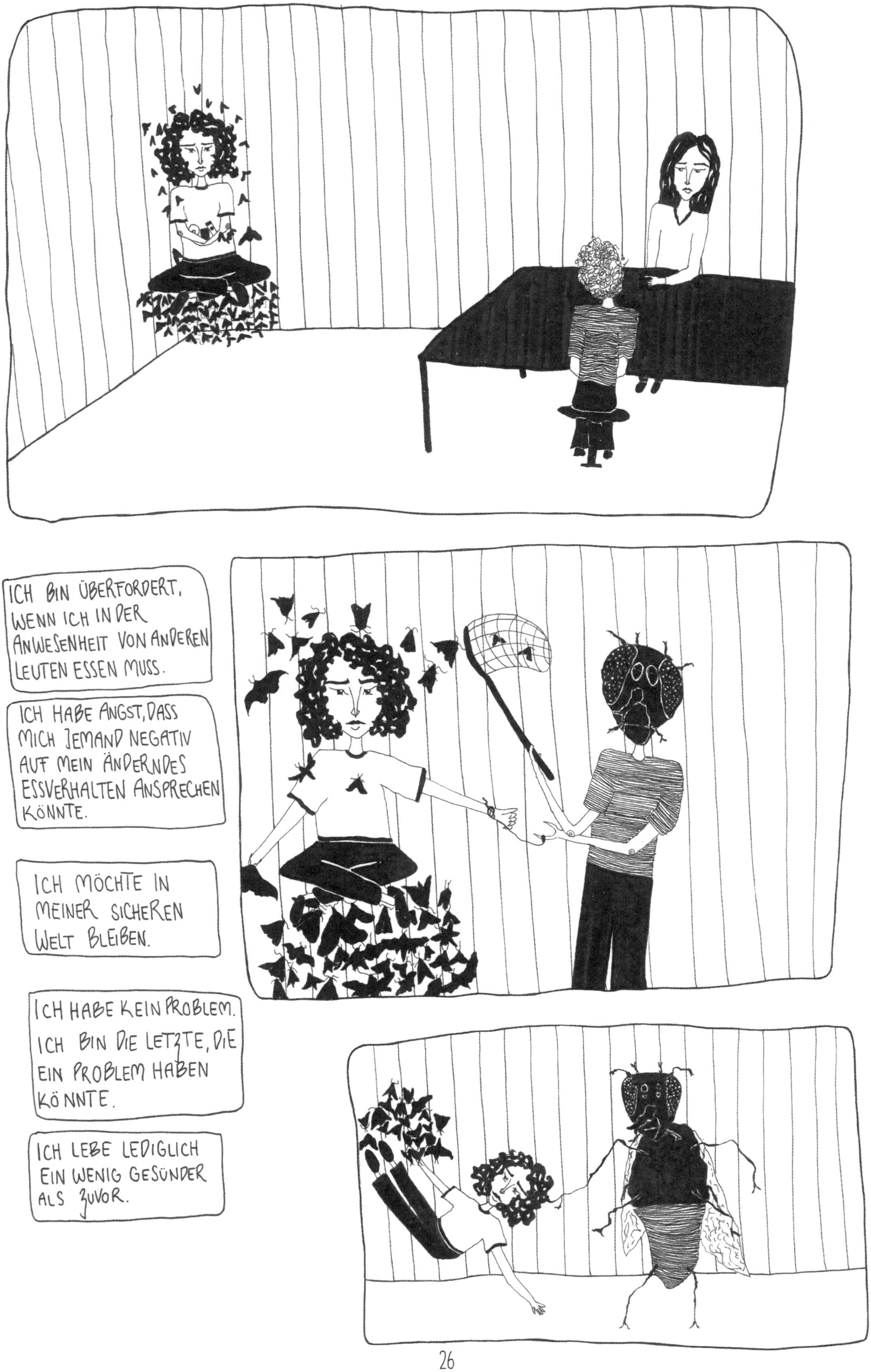
ICH BIN ÜBERFORDERT, WENN ICH IN DER ANWESENHEIT VON ANDEREN LEUTEN ESSEN MUSS.
ICH HABE ANGST, DASS MICH JEMAND NEGATIV AUF MEIN ÄNDERNDES ESSVERHALTEN ANSPRECHEN KÖNNTE.
ICH MÖCHTE IN MEINER SICHEREN WELT BLEIBEN.
ICH HABE KEIN PROBLEM. ICH BIN DIE LETZTE, DIE EIN PROBLEM HABEN KÖNNTE.
ICH LEBE LEDIGLICH EIN WENIG GESÜNDER ALS ZUVOR.

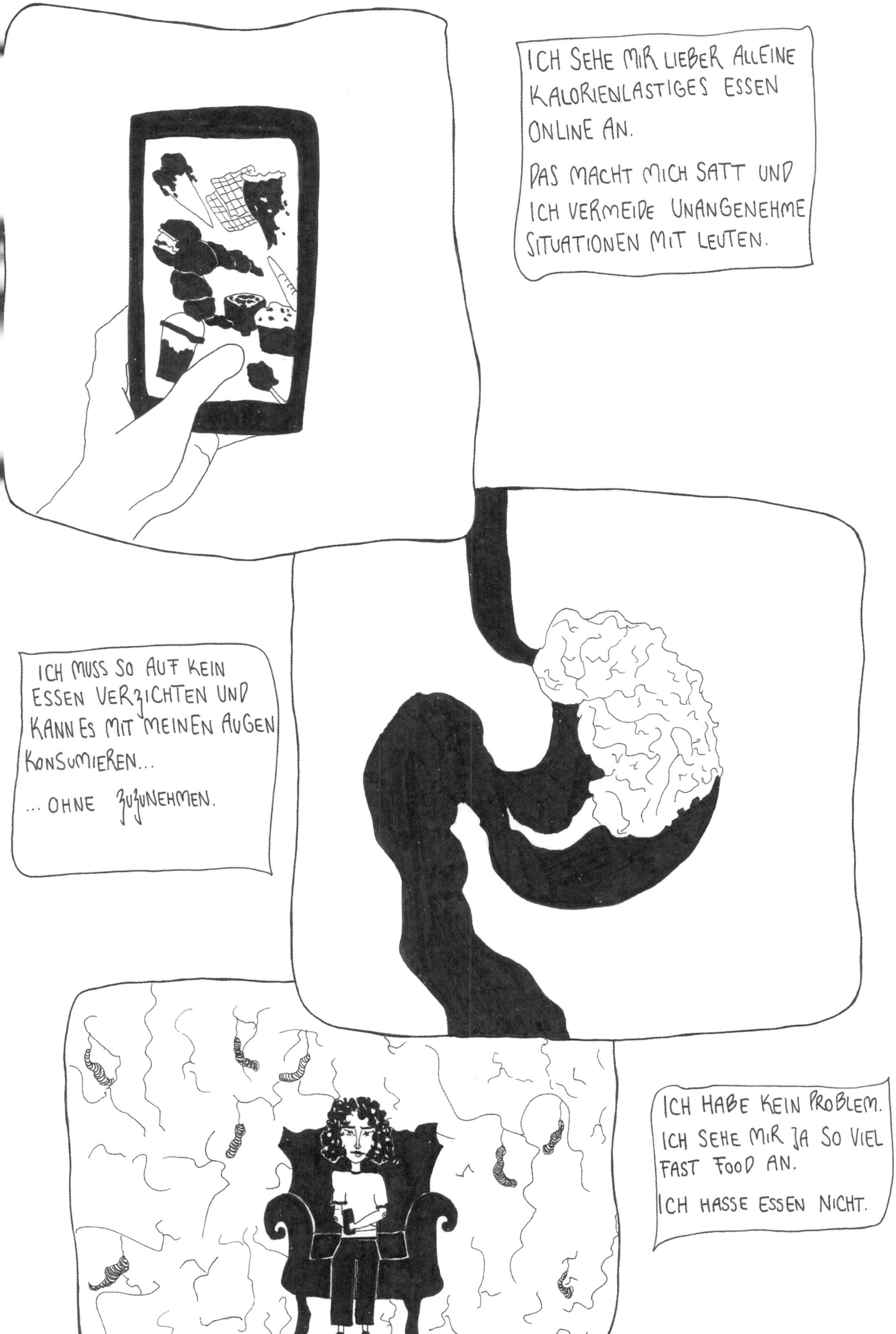
ICH SEHE MIR LIEBER ALLEINE KALORIENLASTIGES ESSEN ONLINE AN.
DAS MACHT MICH SATT UND ICH VERMEIDE UNANGENEHME SITUATIONEN MIT LEUTEN.
ICH MUSS SO AUF KEIN ESSEN VERZICHTEN UND KANN ES MIT MEINEN AUGEN KONSUMIEREN...
...OHNE ZUZUNEHMEN.
ICH HABE KEIN PROBLEM. ICH SEHE MIR JA SO VIEL FAST FOOD AN.
ICH HASSE ESSEN NICHT.

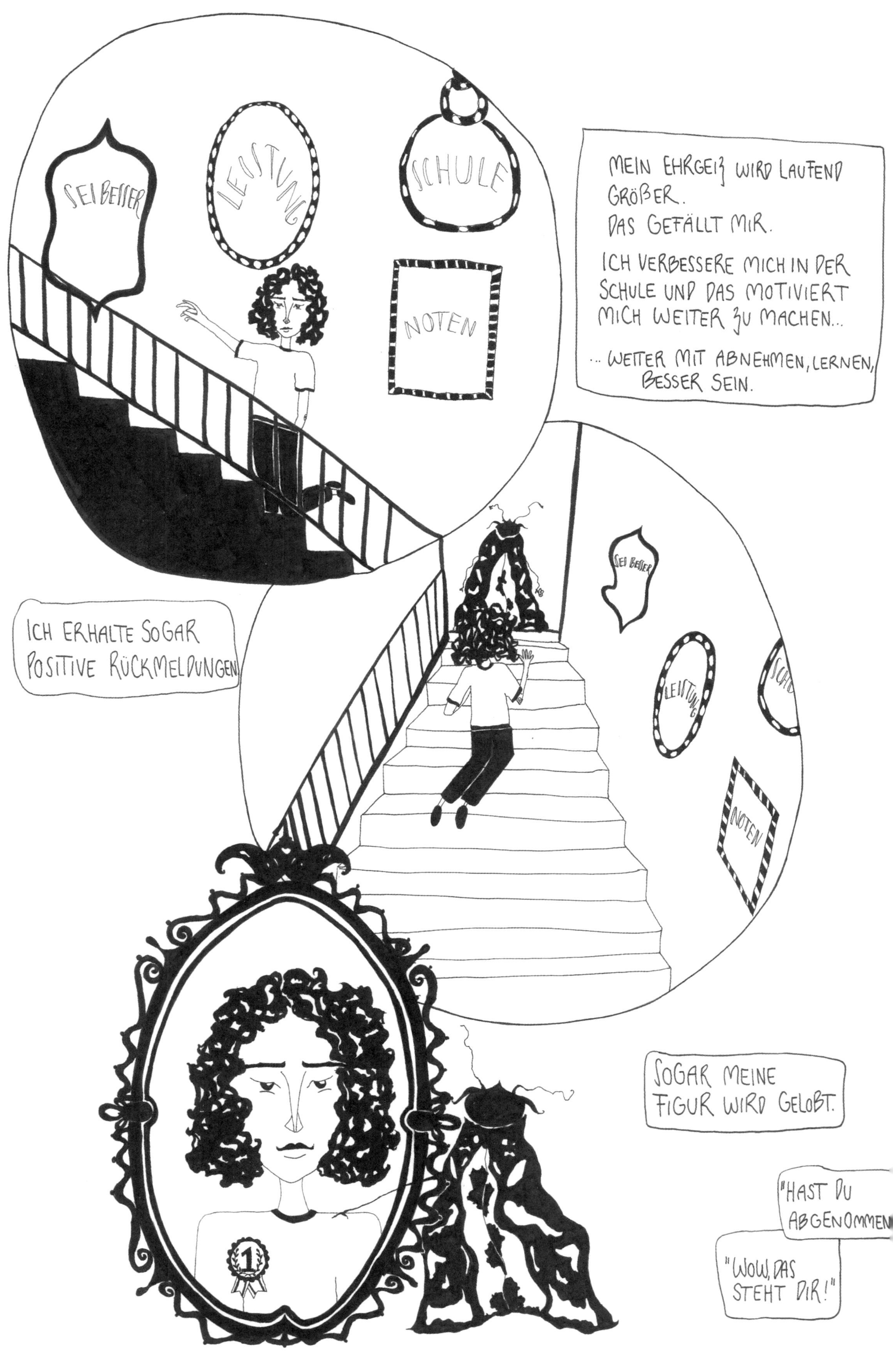
SEI BESSER
LEISTUNG
SCHULE
NOTEN
MEIN EHRGEIZ WIRD LAUFEND GRÖßER.
DAS GEFÄLLT MIR.
ICH VERBESSERE MICH IN DER SCHULE UND DAS MOTIVIERT MICH WEITER ZU MACHEN...
... WEITER MIT ABNEHMEN, LERNEN, BESSER SEIN.
ICH ERHALTE SOGAR POSITIVE RÜCKMELDUNGEN!
SEI BESSER
LEISTUNG
NOTEN
SOGAR MEINE FIGUR WIRD GELOBT.
"HAST DU ABGENOMMEN
"WOW, DAS STEHT DIR!"

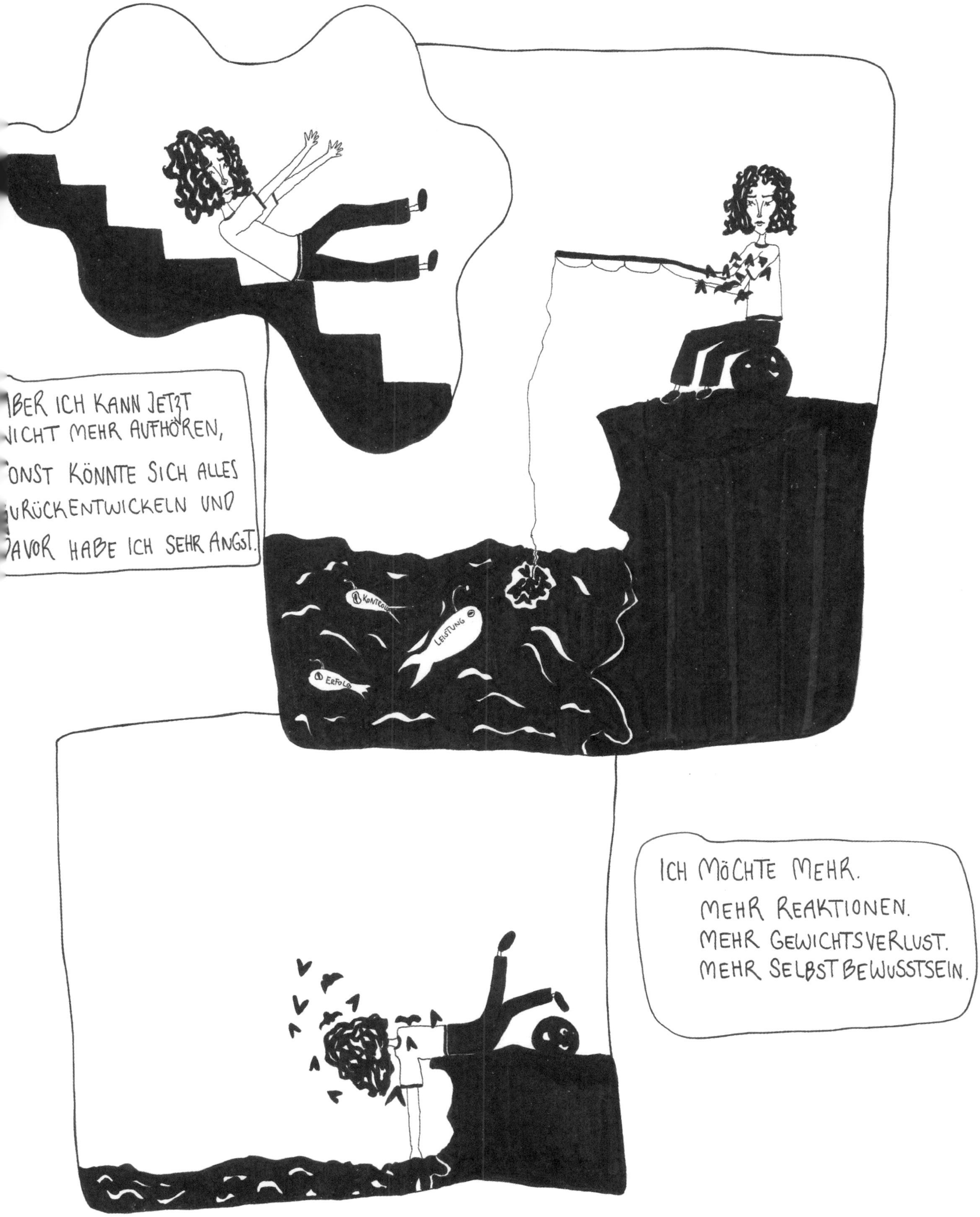
IBER ICH KANN JETZT
ICHT MEHR AUFHÖREN,
ONST KÖNNTE SICH ALLES
URÜCKENTWICKELN UND
AVOR HABE ICH SEHR ANGST.
LEISTUNG
ERFOLG
ICH MÖCHTE MEHR.
MEHR REAKTIONEN.
MEHR GEWICHTSVERLUST.
MEHR SELBSTBEWUSSTSEIN.

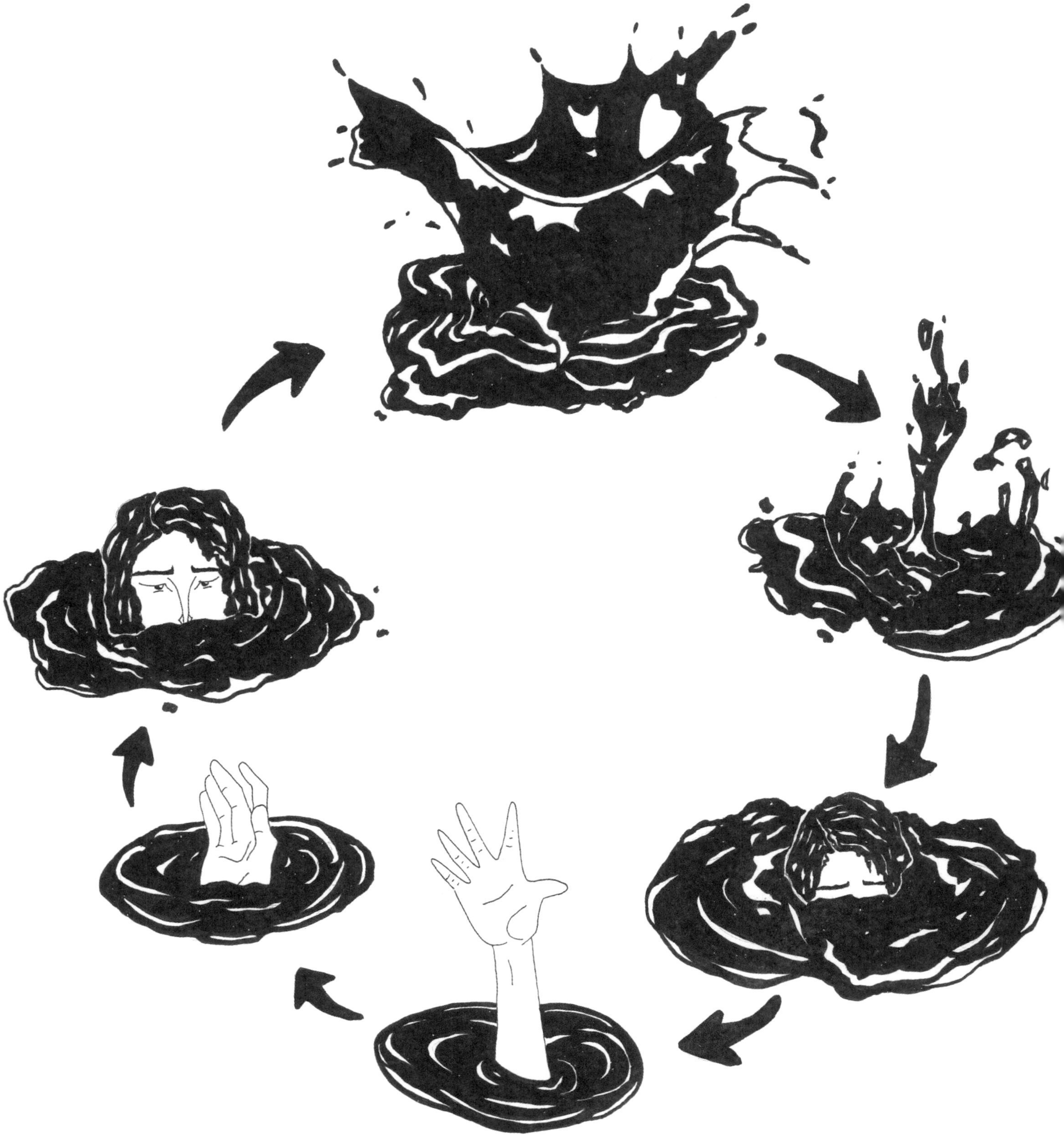

ICH HABE ANGST, NOCHMAL UNTERZUGEHEN, WIE GEWÖHNLICH.
ICH DARF MEINE LEISTUNG NICHT VERLIEREN.
ES MUSS WEITER GEHEN, DENN SONST PLAGEN MICH
GEWISSENSBISSE UND ICH FÜHLE MICH,
ALS WÄRE ICH ZU NICHTS FÄHIG.
ICH HABE ANGST VOR DEM VERSAGEN UND DER
FOLGENDEN ENTÄUSCHUNG.

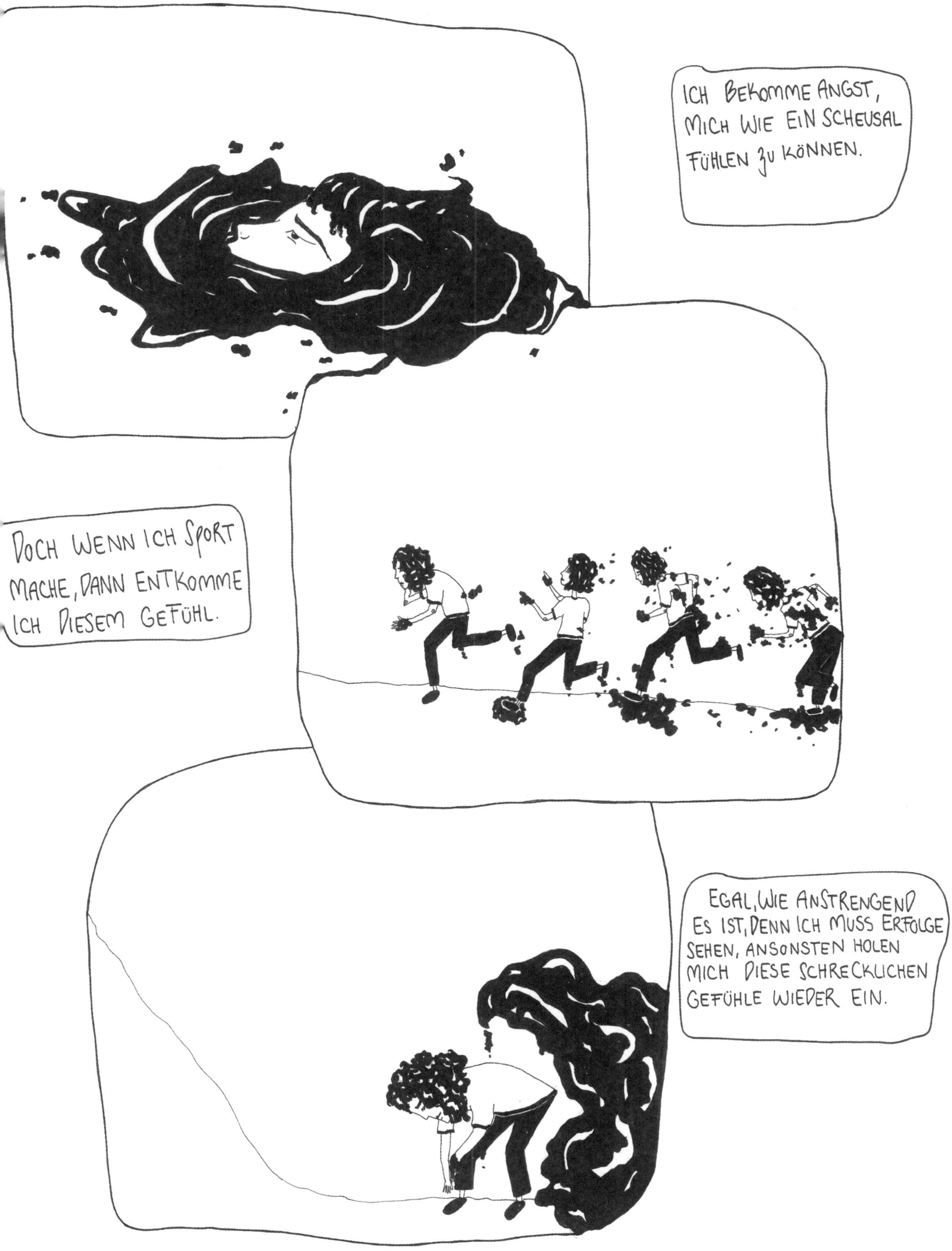
ICH BEKOMME ANGST, MICH WIE EIN SCHEUSAL FÜHLEN ZU KÖNNEN.
DOCH WENN ICH SPORT MACHE, DANN ENTKOMME ICH DIESEM GEFÜHL.
EGAL, WIE ANSTRENGEND ES IST, DENN ICH MUSS ERFOLGE SEHEN, ANSONSTEN HOLEN MICH DIESE SCHRECKLICHEN GEFÜHLE WIEDER EIN.

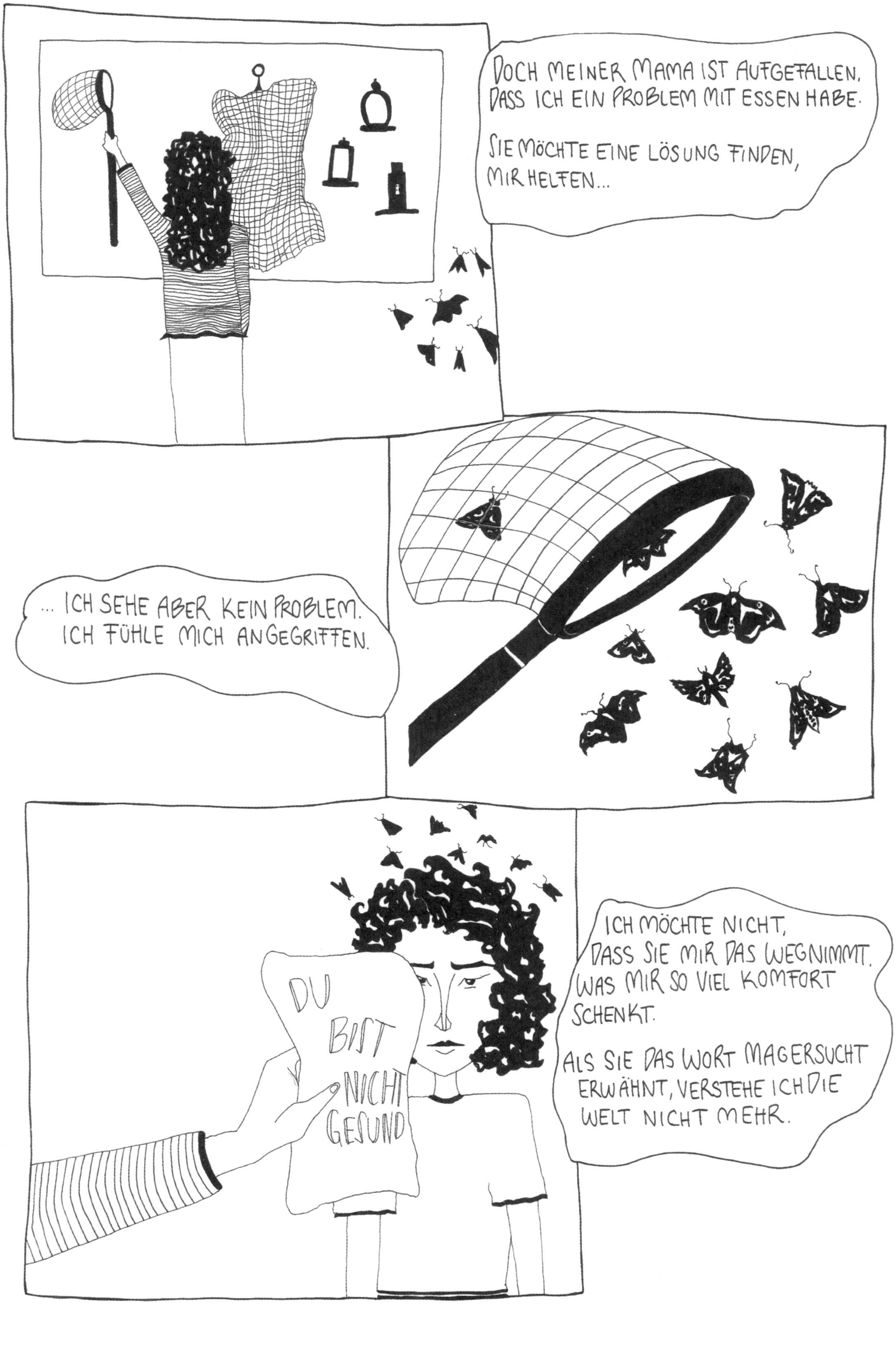
DOCH MEINER MAMA IST AUFGEFALLEN, DASS ICH EIN PROBLEM MIT ESSEN HABE.
SIE MÖCHTE EINE LÖSUNG FINDEN, MIR HELFEN...
... ICH SEHE ABER KEIN PROBLEM. ICH FÜHLE MICH ANGEGRIFFEN.
DU BIST NICHT GESUND
ICH MÖCHTE NICHT, DASS SIE MIR DAS WEGNIMMT, WAS MIR SO VIEL KOMFORT SCHENKT.
ALS SIE DAS WORT MAGERSUCHT ERWÄHNT, VERSTEHE ICH DIE WELT NICHT MEHR.

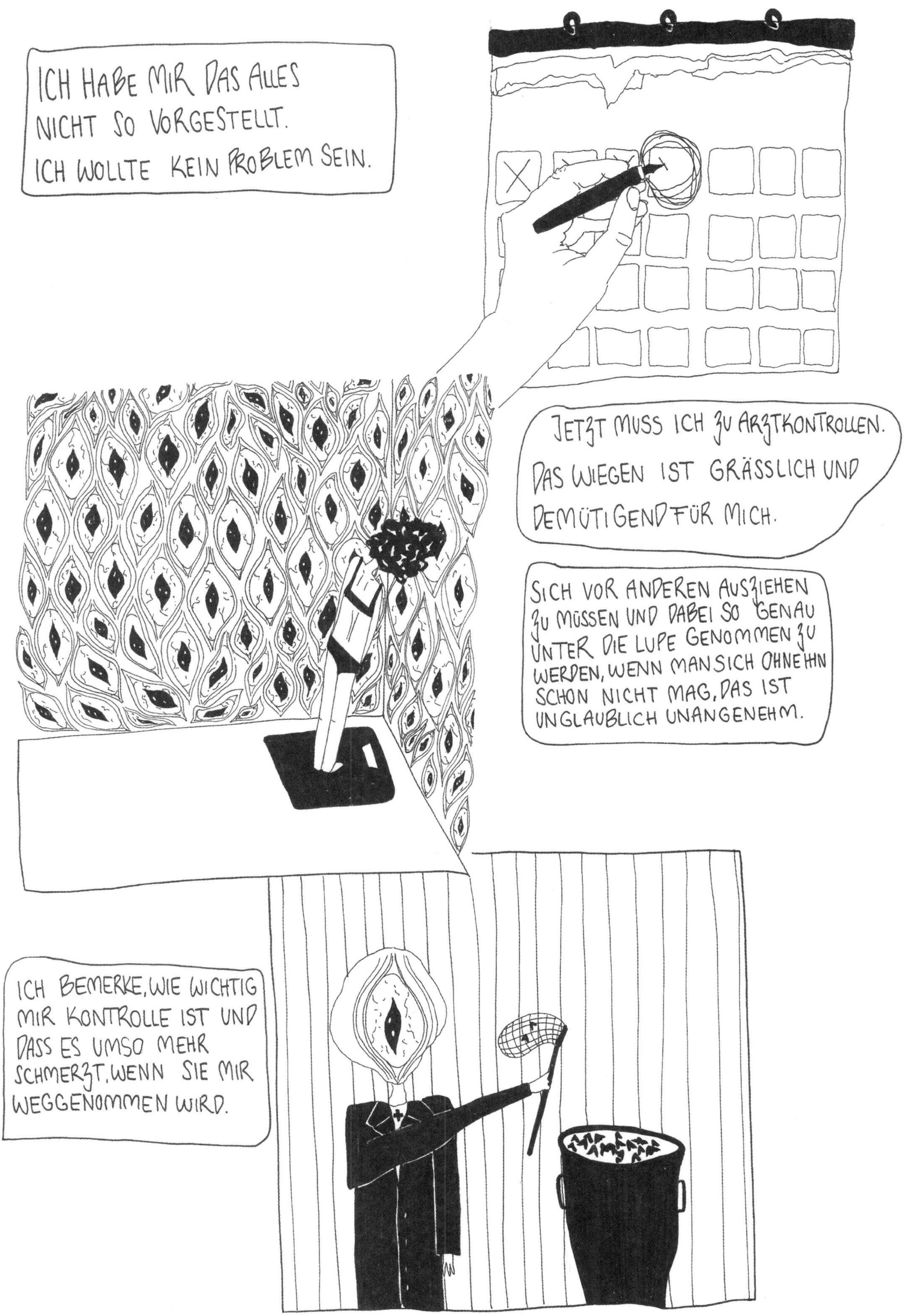
ICH HABE MIR DAS ALLES NICHT SO VORGESTELLT. ICH WOLLTE KEIN PROBLEM SEIN.
JETZT MUSS ICH ZU ARZTKONTROLLEN. DAS WIEGEN IST GRÄSSLICH UND DEMÜTIGEND FÜR MICH.
SICH VOR ANDEREN AUSZIEHEN ZU MÜSSEN UND DABEI SO GENAU UNTER DIE LUPE GENOMMEN ZU WERDEN, WENN MAN SICH OHNEHIN SCHON NICHT MAG, DAS IST UNGLAUBLICH UNANGENEHM.
ICH BEMERKE, WIE WICHTIG MIR KONTROLLE IST UND DASS ES UMSO MEHR SCHMERZT, WENN SIE MIR WEGGENOMMEN WIRD.

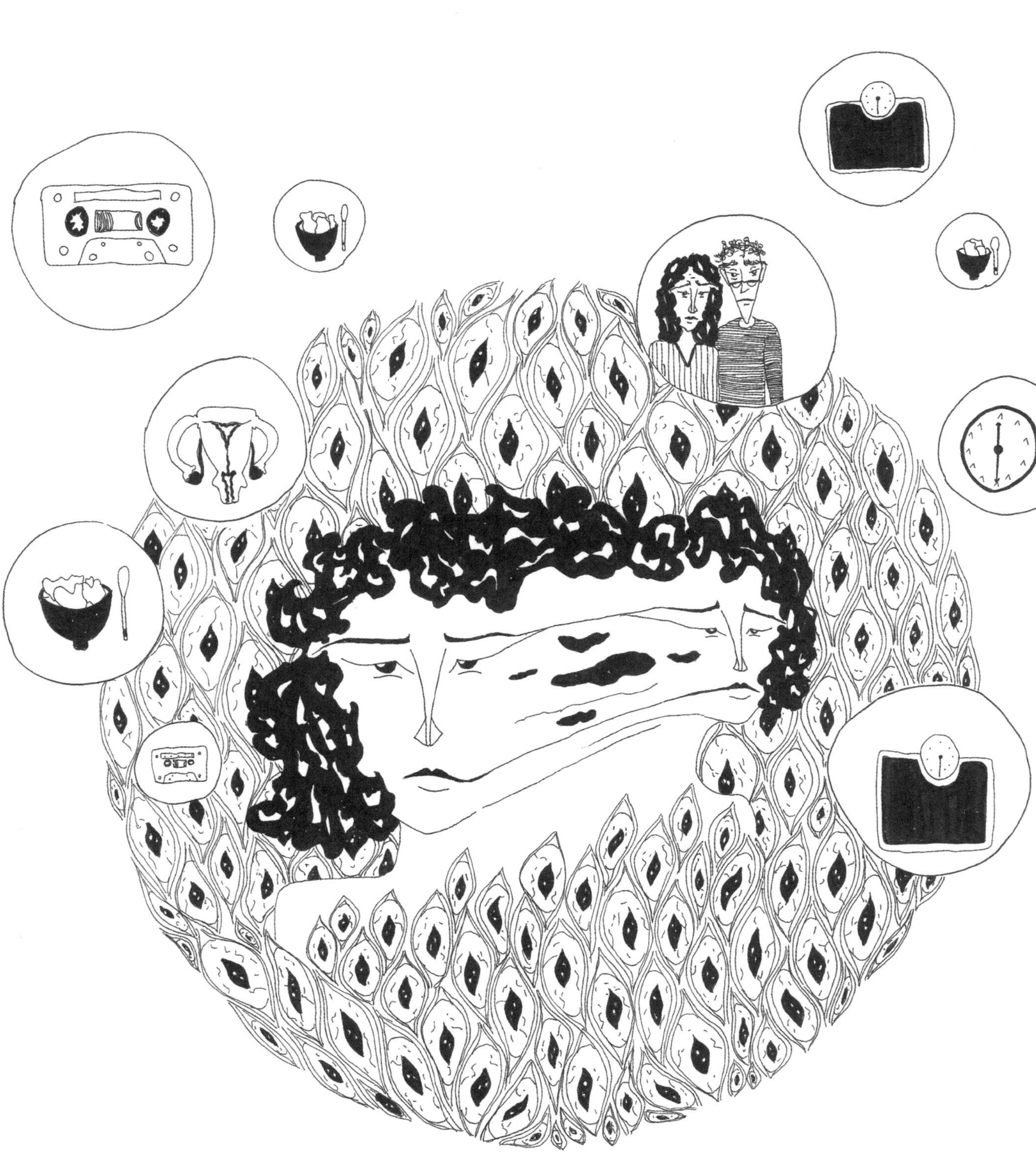

JEDER TAG FÜHLT SICH GLEICH AN.
DAS GLEICHE ESSEN, DIE SELBEN DISKUSSIONEN...
... OB MAN NUN ABGENOMMEN HAT ODER NICHT.
... DASS ES FÜR DAS UMFELD AUCH SCHWIERIG IST.

ES IST EIN EINZIGES, ENDLOSES DILEMMA.
SOLL ICH ZUNEHMEN, WEIL MEINE PERIODE
AUSGEBLIEBEN IST UND WEIL ICH NICHT ZUSÄTZLICH
BELASTEN MÖCHTE? NIEMANDEN...
... ODER SOLL ICH WEITER ABNEHMEN, UM MEINE
KONTROLLE ZU BEHALTEN UND KEIN SCHLECHTES
GEWISSEN ZU BEKOMMEN?

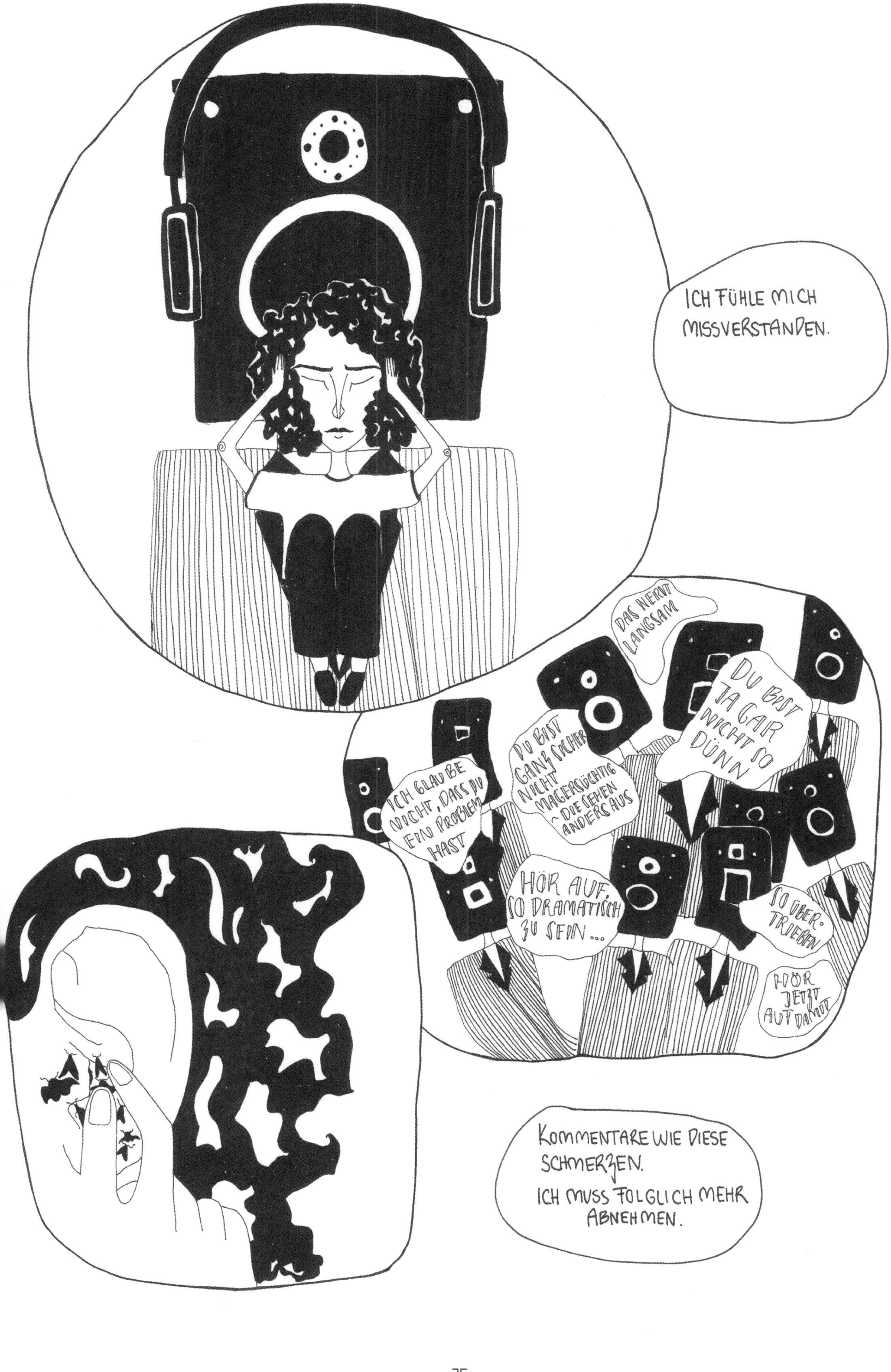
ICH FÜHLE MICH MISSVERSTANDEN.
DAS NERVT LANGSAM
DU BIST JA GAR NICHT SO DÜNN
DU BIST GANZ SICHER NICHT MAGERSÜCHTIG ~ DIE SEHEN ANDERS AUS
ICH GLAUBE NICHT, DASS DU EIN PROBLEM HAST
HÖR AUF, SO DRAMATISCH ZU SEIN ...
SO ÜBER-TRIEBEN
HÖR JETZT AUF DAMIT
KOMMENTARE WIE DIESE SCHMERZEN.
ICH MUSS FOLGLICH MEHR ABNEHMEN.

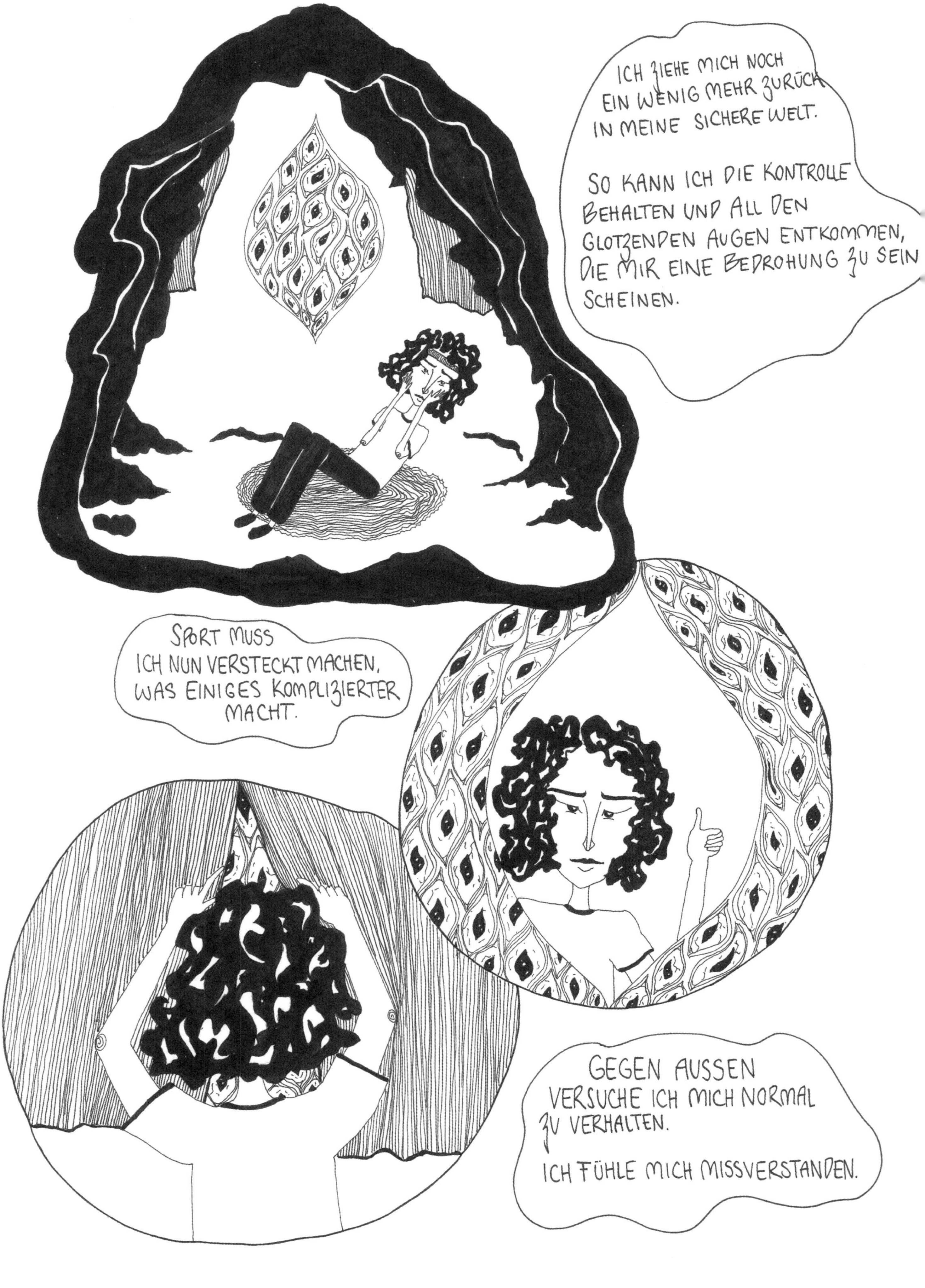
ICH ZIEHE MICH NOCH EIN WENIG MEHR ZURÜCK IN MEINE SICHERE WELT.
SO KANN ICH DIE KONTROLLE BEHALTEN UND ALL DEN GLOTZENDEN AUGEN ENTKOMMEN, DIE MIR EINE BEDROHUNG ZU SEIN SCHEINEN.
SPORT MUSS ICH NUN VERSTECKT MACHEN, WAS EINIGES KOMPLIZIERTER MACHT.
GEGEN AUSSEN VERSUCHE ICH MICH NORMAL ZU VERHALTEN.
ICH FÜHLE MICH MISSVERSTANDEN.

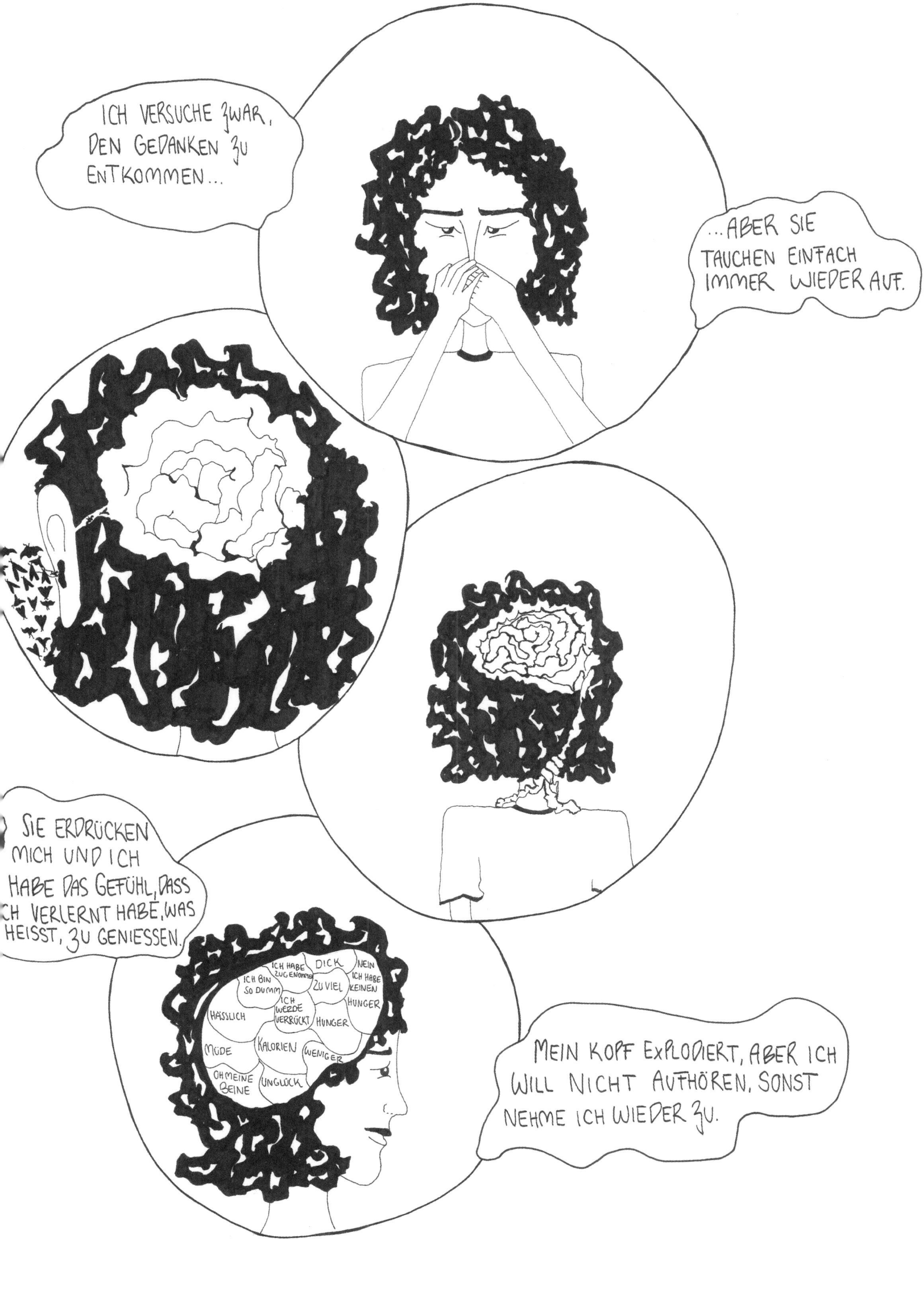
ICH VERSUCHE ZWAR, DEN GEDANKEN ZU ENTKOMMEN...
...ABER SIE TAUCHEN EINFACH IMMER WIEDER AUF.
SIE ERDRÜCKEN MICH UND ICH HABE DAS GEFÜHL, DASS CH VERLERNT HABE, WAS HEISST, ZU GENIESSEN.
ICH HABE ZUGENOMMEN
DICK
NEIN ICH HABE KEINEN HUNGER
ICH BIN SO DUMM
ZU VIEL
ICH WERDE VERRÜCKT
HÄSSLICH
HUNGER
MÜDE
KALORIEN
WENIGER
OH MEINE BEINE
UNGLÜCK
MEIN KOPF EXPLODIERT, ABER ICH WILL NICHT AUFHÖREN, SONST NEHME ICH WIEDER ZU.

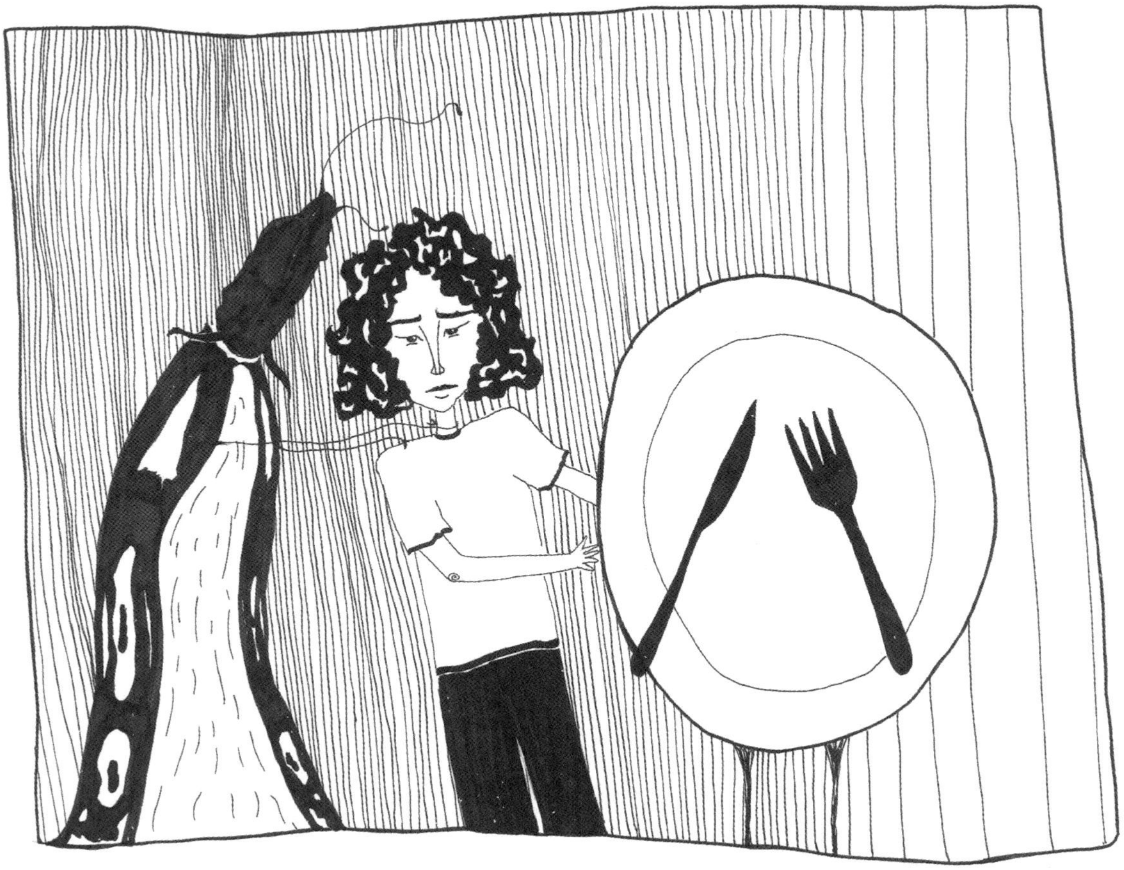

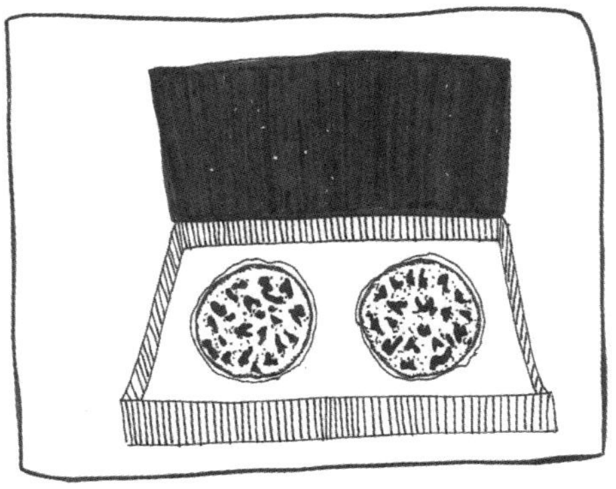

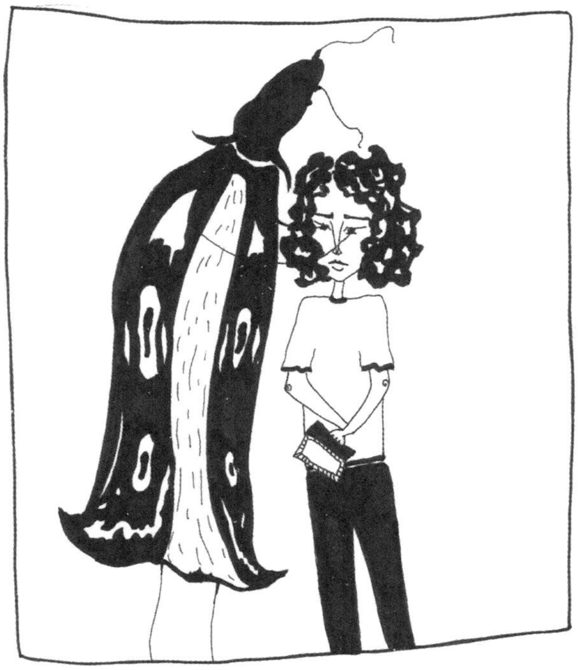

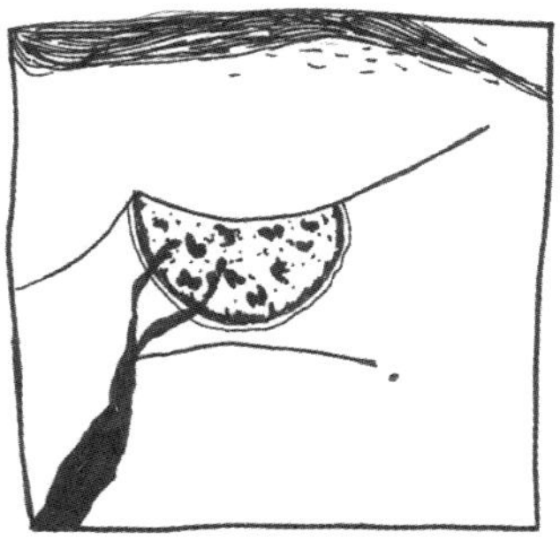

ICH HASSE ESSEN UND LIEBE ES ZUGLEICH.
DAS IST DAS PROBLEM.
ES STEUERT MEINEN GANZEN TAG.
IN MEINEM KOPF IST NUR NOCH DAS ZIEL
ABZUNEHMEN UND SCHÖN ZU SEIN.

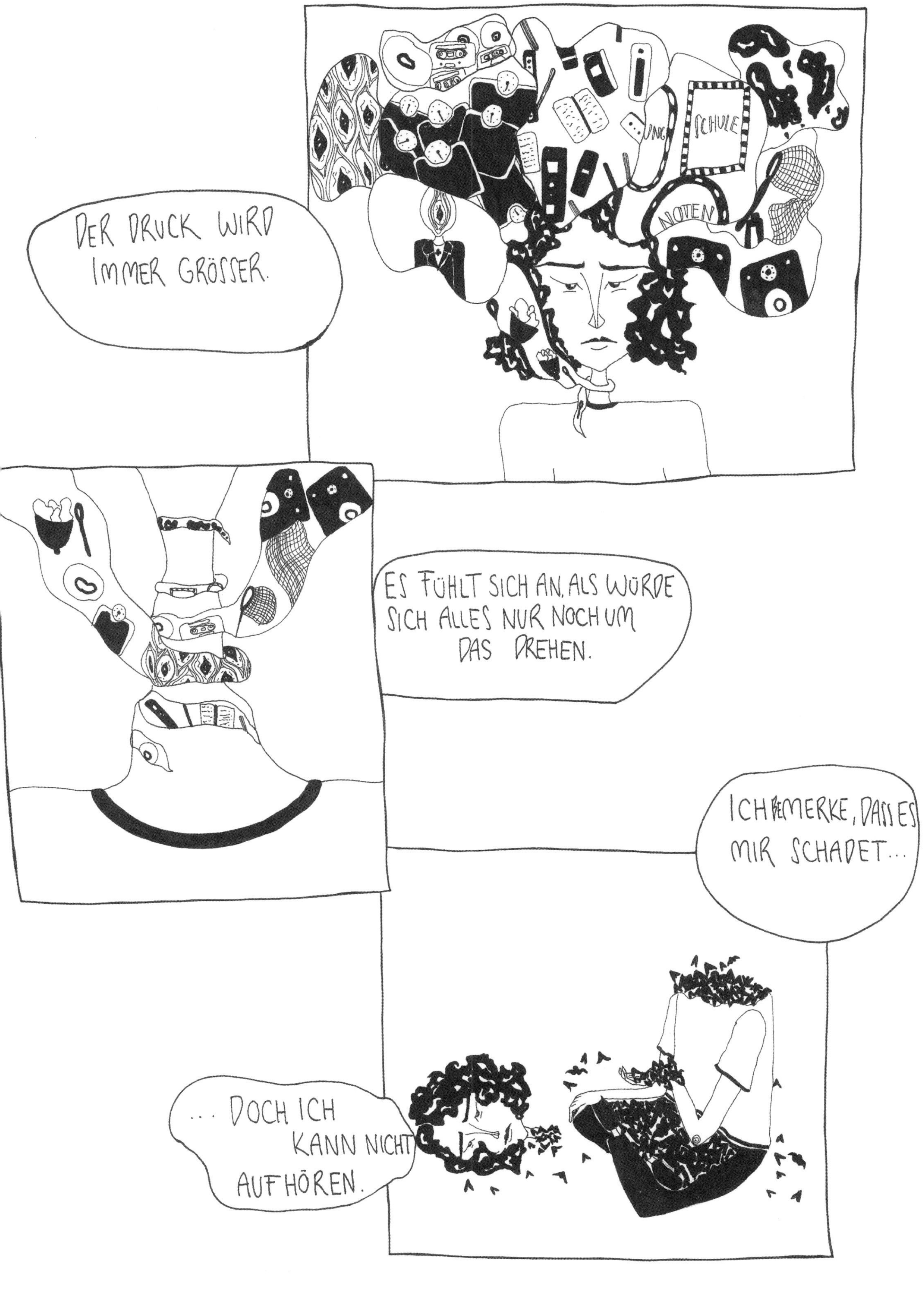
DER DRUCK WIRD IMMER GRÖSSER.
UNI
SCHULE
NOTEN
ES FÜHLT SICH AN, ALS WÜRDE SICH ALLES NUR NOCH UM DAS DREHEN.
ICH BEMERKE, DASS ES MIR SCHADET...
... DOCH ICH KANN NICHT AUFHÖREN.

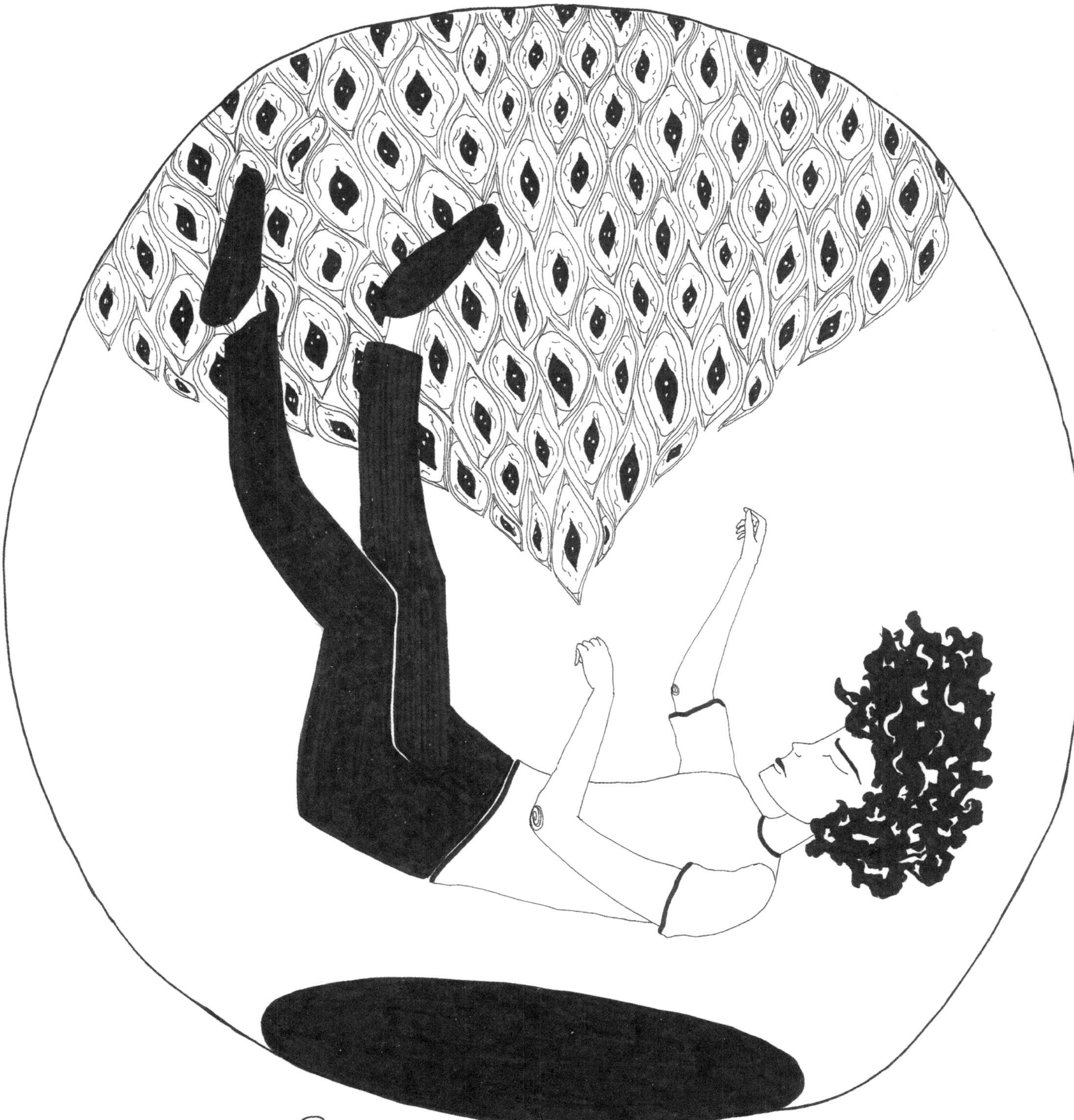

DER GEDANKE, JEDEN MOMENT FALLEN ZU KÖNNEN, FASZINIERT MICH.

WIE WEIT KANN ICH GEHEN?

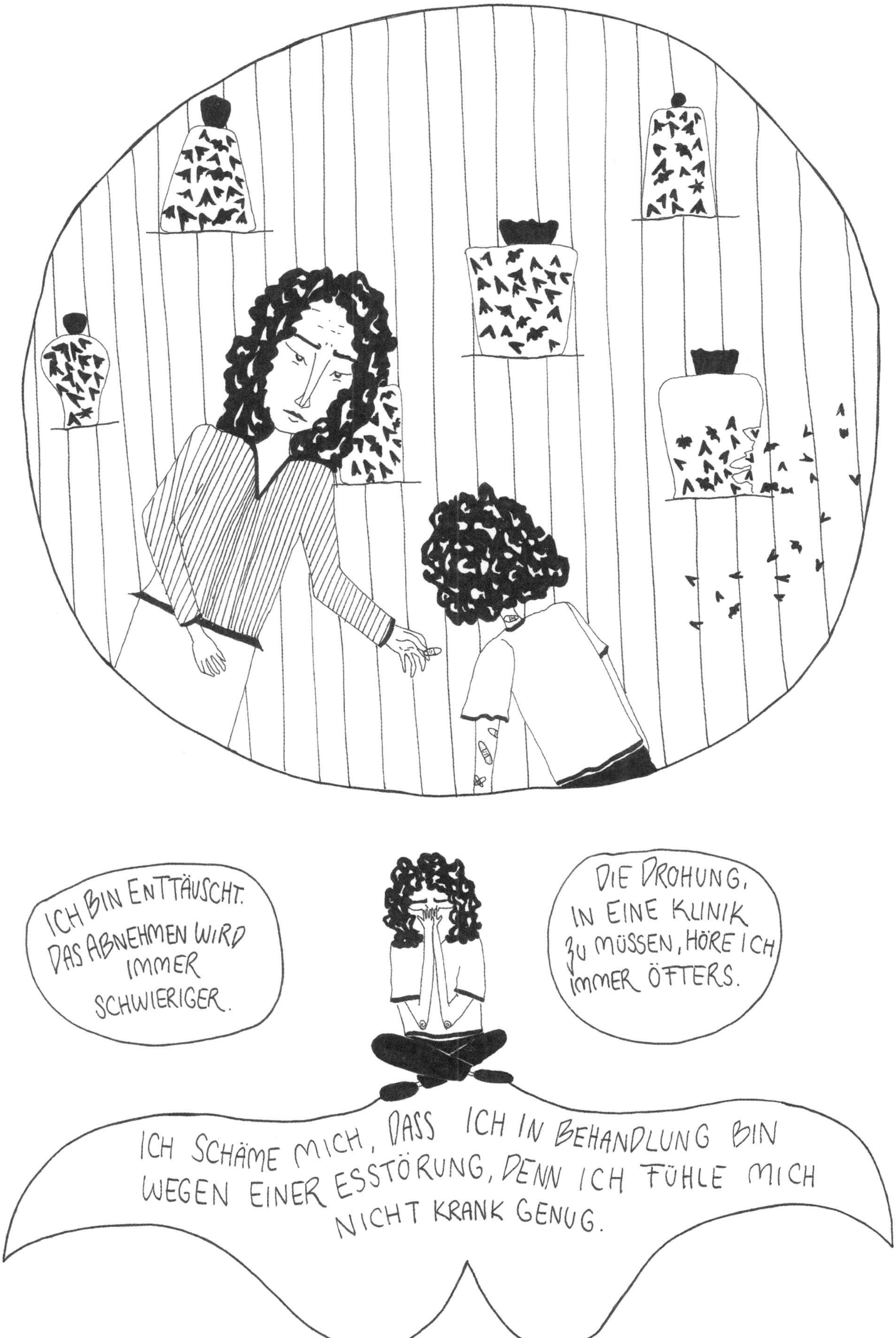
ICH BIN ENTTÄUSCHT. DAS ABNEHMEN WIRD IMMER SCHWIERIGER.
DIE DROHUNG, IN EINE KLINIK ZU MÜSSEN, HÖRE ICH IMMER ÖFTERS.
ICH SCHÄME MICH, DASS ICH IN BEHANDLUNG BIN WEGEN EINER ESSTÖRUNG, DENN ICH FÜHLE MICH NICHT KRANK GENUG.

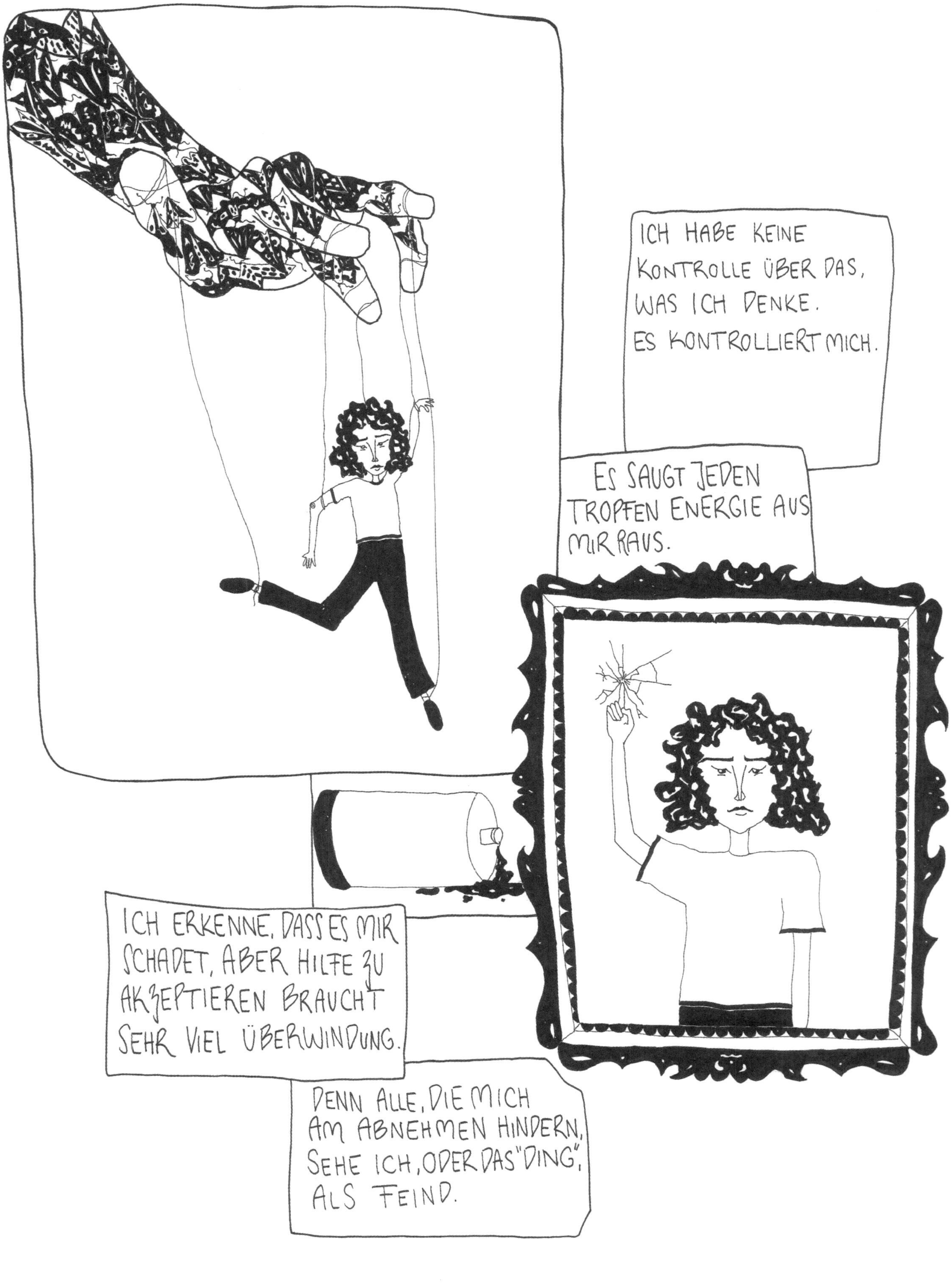
ICH HABE KEINE KONTROLLE ÜBER DAS, WAS ICH DENKE. ES KONTROLLIERT MICH.
ES SAUGT JEDEN TROPFEN ENERGIE AUS MIR RAUS.
ICH ERKENNE, DASS ES MIR SCHADET, ABER HILFE ZU AKZEPTIEREN BRAUCHT SEHR VIEL ÜBERWINDUNG.
DENN ALLE, DIE MICH AM ABNEHMEN HINDERN, SEHE ICH, ODER DAS "DING", ALS FEIND.

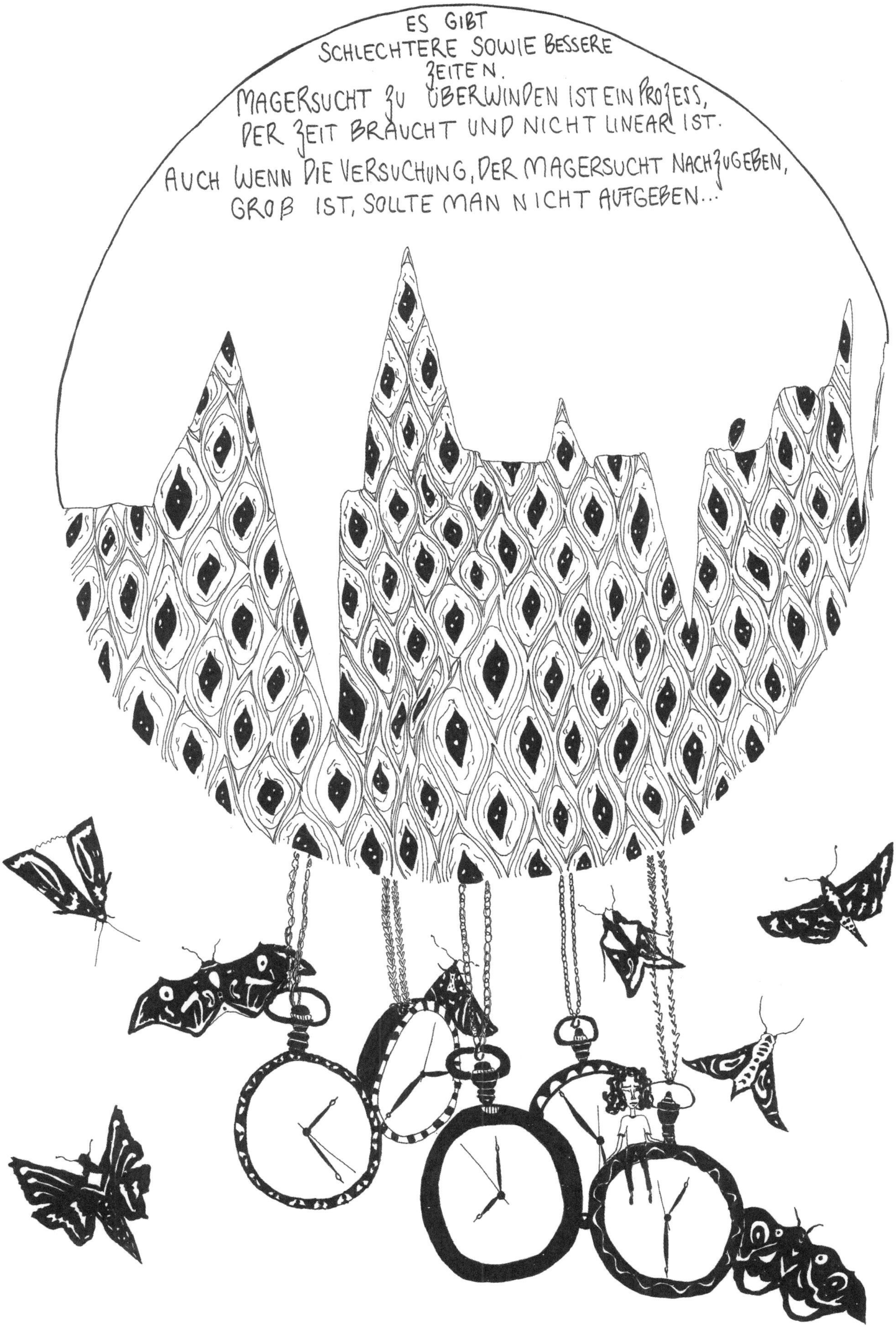

...DENN EIN LEBEN OHNE REUE,
OHNE DAS GEFÜHL ZU HABEN,
IMMERKONTROLLE ZU BRAUCHEN
UND ESSEN ZU KÖNNEN, OHNE SICH
DAFÜR ZU HASSEN, DAS LOHNT SICH.

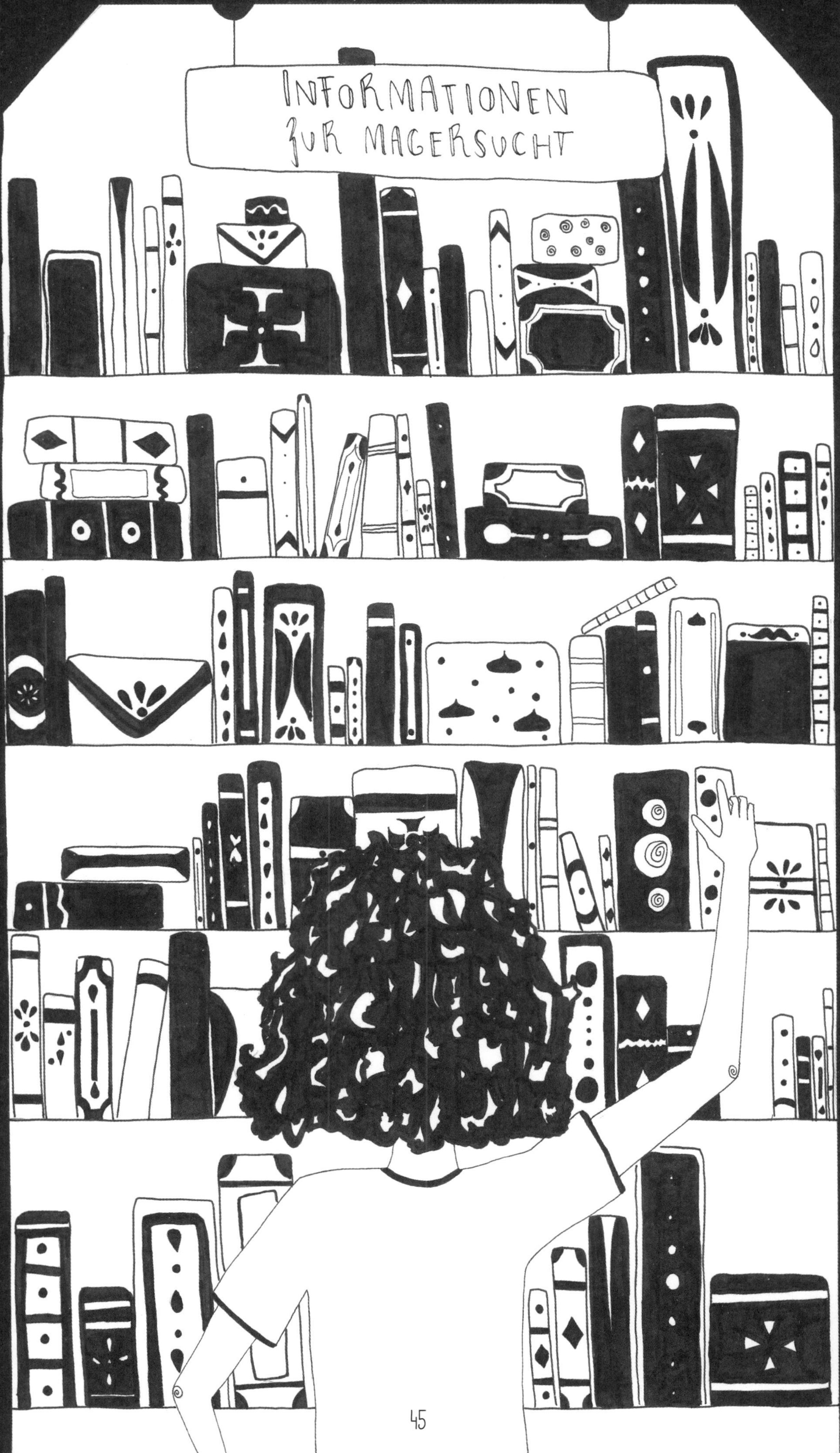
INFORMATIONEN ZUR MAGERSUCHT

Vom problematischen Essverhalten zur Essstörung

Problematisches Essverhalten ist im Jugendalter sehr häufig. Viele junge Menschen sind insbesondere in der Pubertät unzufrieden mit ihrem Aussehen, ihrer Figur, ihrem Gewicht und ihren Körperproportionen. Das Resultat ist: Sie fühlen sich unattraktiv. Ihr Bild im Spiegel zu sehen stresst sie. Viele wünschen sich, schlanker zu sein und setzen auf Diäten, um irgendwelchen Idealvorstellungen eines schönen Menschen zu entsprechen, die ihnen die Werbung, Models, Influencer:innen oder Tiktok-Videos vorgaukeln.

Was harmlos beginnt, entwickelt sich oft zu einer Essproblematik und im schlimmsten Fall zu einer Essstörung. Essstörungen bahnen sich häufig durch typische Verhaltensänderungen an. Bei der Magersucht (Anorexie) beginnt sich alles um das eigene Gewicht und Aussehen zu drehen und die Jugendlichen führen täglich Gewichtskontrollen durch. Um schlanker und attraktiver zu sein, gewinnen exzessive Bewegung und Sport an Bedeutung. Kalorien in Nahrungsmitteln werden akribisch gezählt und immer mehr Speisen vermieden, welche viele Kohlenhydrate oder Zucker aufweisen. Immer häufiger werden Mahlzeiten ausgelassen. Hinzu kommt eine immer stärkere Ausrichtung auf Leistung. Je ausgeprägter die Symptomatik wird, desto mehr ist der junge Mensch in seiner Welt gefangen, in der sich alles nur noch um sein Gewicht zu drehen beginnt. Daraus resultieren häufig sozialer Rückzug und Isolation. Man fühlt sich von anderen unverstanden, kontrolliert und zu Dingen gedrängt, welche man nicht möchte.

Verschiedene Essstörungen

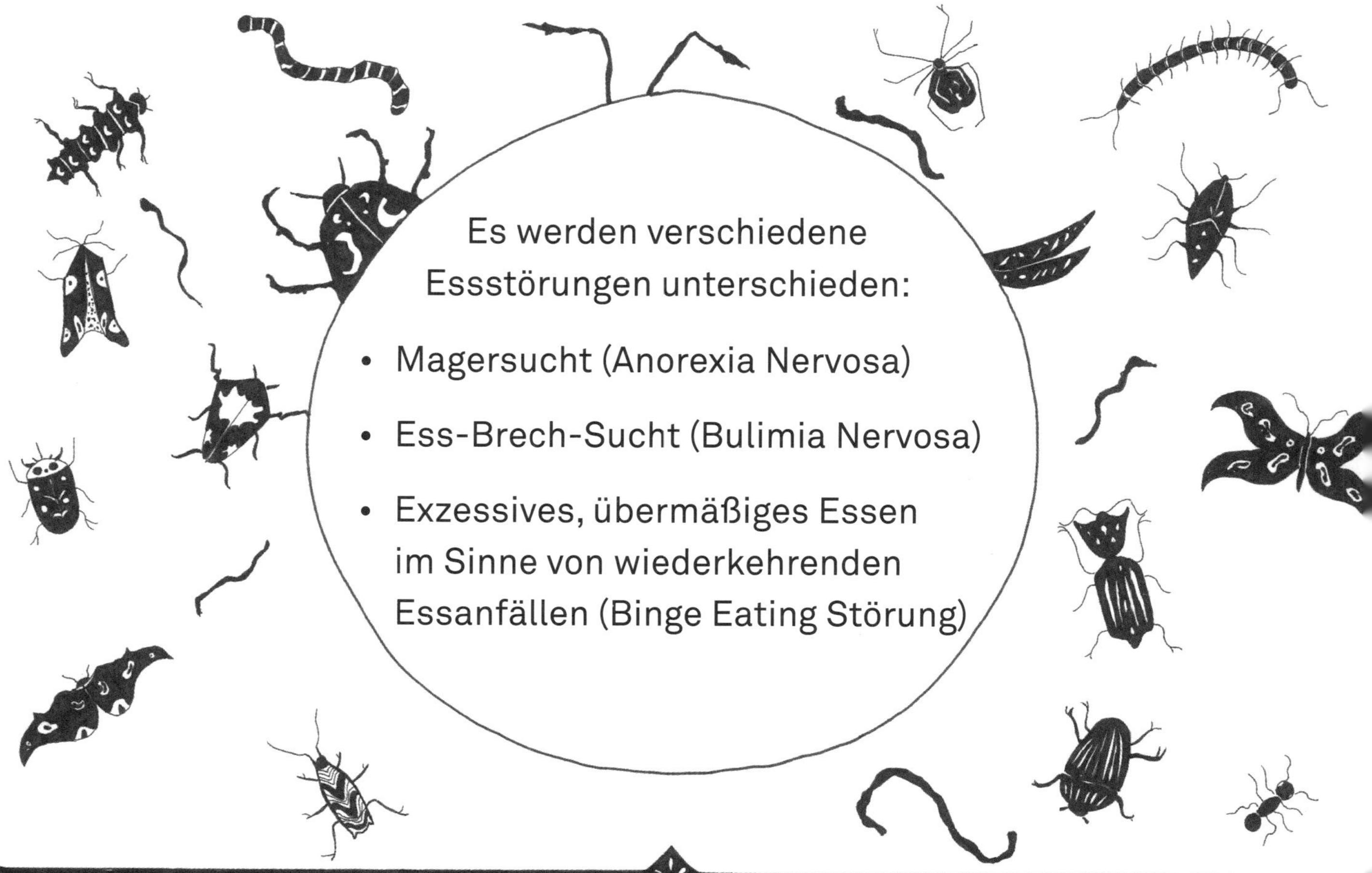

Es werden verschiedene Essstörungen unterschieden:

- Magersucht (Anorexia Nervosa)
- Ess-Brech-Sucht (Bulimia Nervosa)
- Exzessives, übermäßiges Essen im Sinne von wiederkehrenden Essanfällen (Binge Eating Störung)

Während bei den beiden ersten Störungen versucht wird, das Gewicht niedrig zu halten, einerseits durch wenig Nahrungsaufnahme oder durch bewusst herbeigeführtes Erbrechen, besteht dieser Wunsch bei der dritten Störung nicht. Hier steht der Kontrollverlust im Vordergrund. Betroffene können dem Essen nicht widerstehen, können nicht aufhören zu essen. Sie haben die Menge an verzehrten Lebensmitteln nicht mehr unter Kontrolle. Meist beginnen Essstörungen heimlich und werden von der Umwelt lange nicht bemerkt. Bei der Anorexie und Bulimie fällt es erst auf, wenn die Jugendlichen immer schlanker werden.

Da dieses Buch von Magersucht handelt, gehen wir nachfolgend nur noch auf diese Essstörung ein.

Merkmale einer Magersucht (Anorexie)

Sehr niedriges Körpergewicht aufgrund von zu stark reduziertem Essen im Verhältnis zum Bedarf. Die Kontrolle des Körpergewichts erfolgt durch die Verwendung von Abführmitteln, aufgrund von exzessiven körperlichen Aktivitäten (stundenlanges Spazieren, Joggen, Radfahren, Langstreckenläufe, Gymnastik, Fitnessübungen) oder aktiv herbeigeführtem Erbrechen, um Nahrungsmittel wieder auszustoßen.

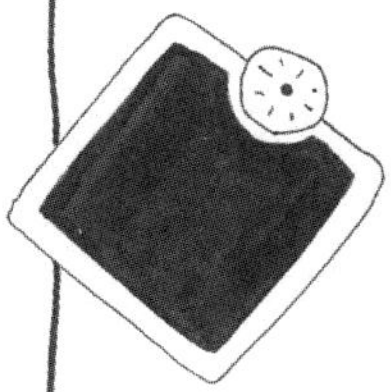

Ausgeprägte Angst vor einer Gewichtszunahme oder vor Dicksein.

Gestörte Wahrnehmung der eigenen Figur, welche trotz Magerkeit als dick empfunden wird.

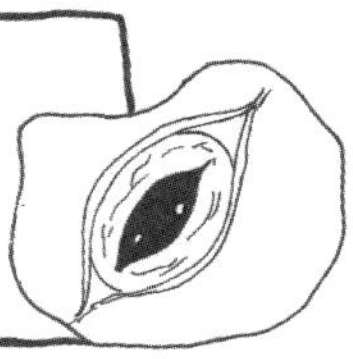

Übermäßige Bedeutung von Gewicht und Aussehen für den Selbstwert, der sich praktisch nur noch über den Körper zu definieren beginnt. Häufige Insuffizienzgefühle (Minderwertigkeitsgefühle, Gefühle, nicht zu genügen, andere zu enttäuschen, ihnen nicht wichtig zu sein, nichts wert zu sein, bei anderen nicht anzukommen) einhergehend mit Ängsten und Schamgefühlen.

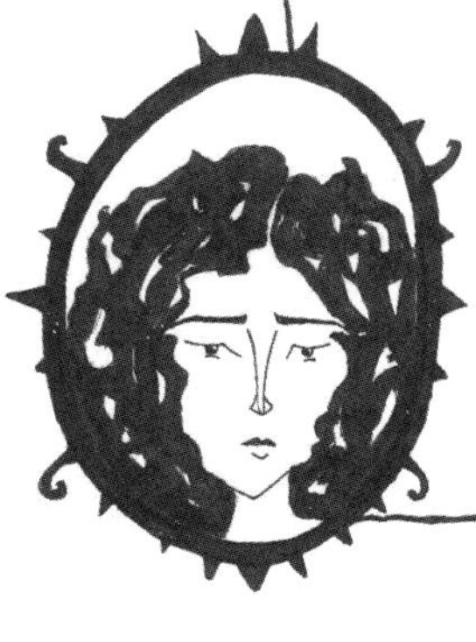

Merkmale einer Magersucht
(Anorexie)

Sozialer Rückzug (Vermeiden anderer und Isolation).

Konzentrations- und Gedächtnisstörungen aufgrund eines gestörten Flüssigkeits- und Elektrolytenhaushaltes im Gehirn.

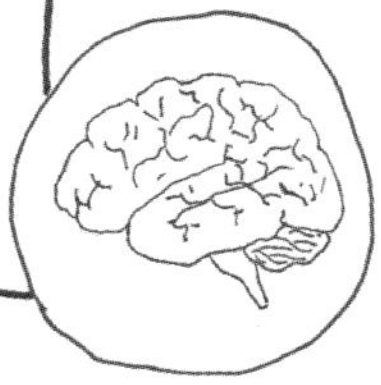

Verändertes äußeres Erscheinungsbild, das sich nicht nur durch extreme Magerkeit, sondern auch durch kalte, oft bläulich verfärbte Extremitäten (Finger, Zehen), marmorierte Haut als Zeichen einer mangelnden Durchblutung, Hauttrockenheit oder Haarausfall zeigen.

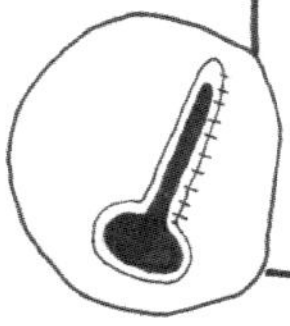

Erhöhte Kälteempfindlichkeit, Verstopfung, Auszehrung.

Verzögerte Pubertätsentwicklung, oftmals mit Ausbleiben der Regelblutung oder einem verminderten Wachstum.

Biologische Veränderungen (zu niedriger Kaliumspiegel, zu geringer Blutzuckerspielgel, zu wenig weiße und rote Blutkörperchen bis hin zur Blutarmut), die lebensgefährlich sein können.

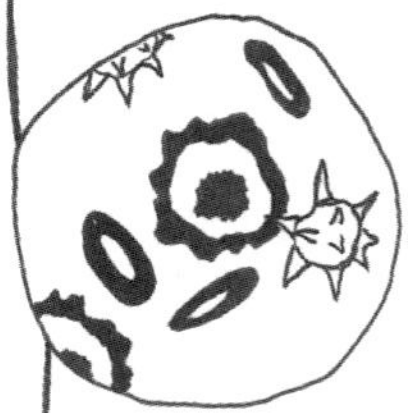

Herzrhythmusstörungen oder zu langsamer Herzschlag, niedriger Blutdruck.

Die Magersucht kann zusätzlich mit anderen psychischen Störungen (z. B. Zwangsstörungen, Depressionen, soziale Angststörung, Suchtmittelkonsum, körperdysmorphe Störung) einhergehen, welche häufig zusätzlich zu behandeln sind.

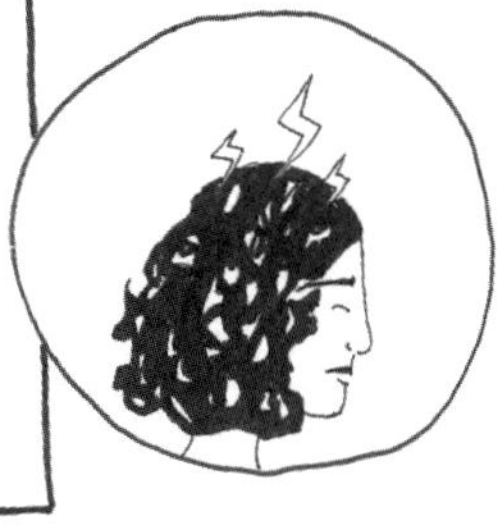

Rund 22 % der anorektischen Patient:innen zeigen zudem selbstverletzendes Verhalten.[1]

[1] Cucchi et al. (2016)

Männliche Jugendliche, die an einer Anorexie leiden, zeigen im Vergleich zu weiblichen Jugendlichen häufiger folgende Unterschiede:

- Selbstwert wird nicht nur am Gewicht, sondern auch an der Muskelmasse festgemacht.
- Gesundes Essverhalten im Vordergrund und nicht primär kalorienreduzierte Ernährung.
- Häufigere Zwangshaftigkeit und Rituale.

Schweregrad der Magersucht (gemäß DSM 5[2])

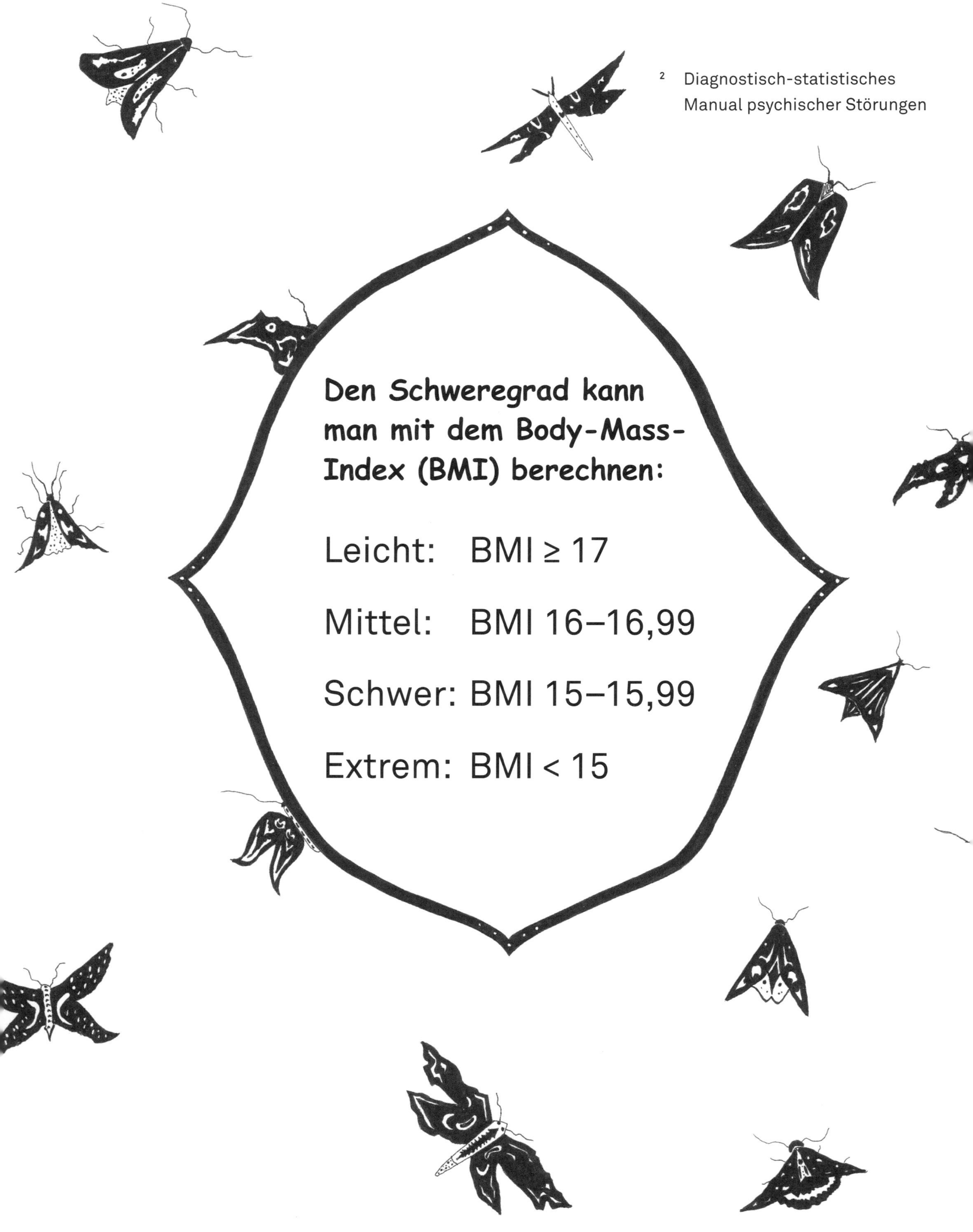

Den Schweregrad kann man mit dem Body-Mass-Index (BMI) berechnen:

Leicht: BMI ≥ 17

Mittel: BMI 16–16,99

Schwer: BMI 15–15,99

Extrem: BMI < 15

[2] Diagnostisch-statistisches Manual psychischer Störungen

Häufigkeit der Magersucht (Prävalenzen)

Lebenszeitprävalenz

Die Wahrscheinlichkeit, an einer Essstörung zu erkranken, liegt bei 2.9 % für weibliche Jugendliche und 0.1 % bei männlichen Jugendlichen.[3]

[3] Nagl et al. (2016)

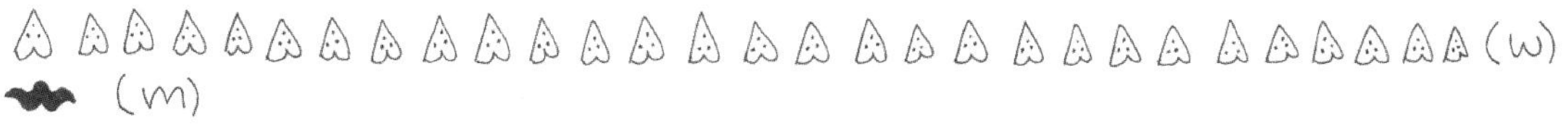

Punktprävalenz

Die Magersucht kommt viermal so häufig bei weiblichen im Vergleich zu männlichen Jugendlichen vor (1.2 % gegenüber 0.3 %; 12-Monats-Prävalenz)[4].

[4] Jacobi et al. (2014)

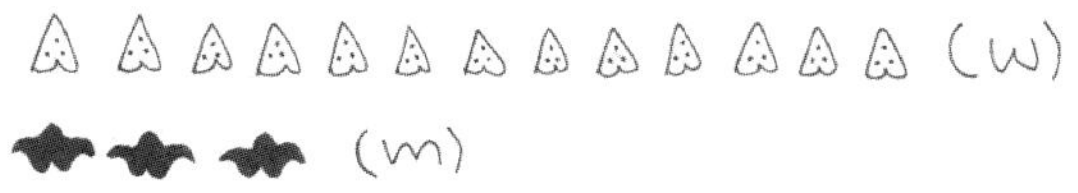

Problematisches Essverhalten

Gestörtes Essverhalten liegt bei rund 2–4% vor. Am häufigsten tritt eine Anorexie zwischen dem Alter von 15 und 19 Jahren auf.[5]

[5] Keski-Rahkonen & Mustelin (2016)

Wie lässt sich die Entwicklung einer Magersucht erklären?

Viele Bedingungen zusammen führen zur Entwicklung einer Magersucht. Neben biologischen und ernährungsphysiologischen Faktoren (z. B. gestörte Hunger- und Sättigungsregulation) spielen insbesondere familiäre und kulturelle respektive gesellschaftliche Aspekte eine wichtige Rolle.[6]

Bei Magersucht ist die Familie von großer Bedeutung.[7] Liegen in der Familie chronische Spannungen vor (z. B. destruktive Konflikte: offen aggressiv ausgetragene, schwelende, passiv-aggressiv ausgetragene Konflikte, Konfliktvermeidung), welche ihrerseits häufig mit schlechtem psychischem Befinden der Eltern oder psychischen Störungen (z. B. mütterliche Depression) einhergehen, begünstigt dies die Entstehung einer Essstörung.

Ungünstig wirken sich auch eine hohe Leistungsorientierung der Eltern aus, schulischer, sozialer und gesellschaftlicher Erwartungsdruck auf das Kind und überhöhte Anforderungen, wie es zu sein und sich zu verhalten habe.

Es liegt ein gut etablierter Zusammenhang zwischen Bindungsunsicherheit und Essstörungen vor.[8] Überbehütung und zu starke Nähe, welche eine Ablösung und die Ausbildung von Autonomie und Unabhängigkeit in der Adoleszenz erschweren oder verunmöglichen bis hin zu emotionaler Verstrickung, erweisen sich als wichtige Risikofaktoren. Aber genauso wirkt sich emotionale Ablehnung oder mangelndes Interesse am Kind schädlich aus. Beide Erfahrungen begünstigen die Entwicklung einer unsicheren Bindung. Rund 40 % der jungen Frauen mit einer unsicheren Bindung weisen ein problematisches Essverhalten auf und das Risiko für

6 Haworth-Hoeppner (2000)

7 Holtom-Viesel & Allan (2014); Wallin & Saha (2020)

8 Budia et al. (2023); Szalai et al. (2020)

eine Essstörung ist beim Vorliegen einer unsicheren Bindung um 320 % erhöht.[9] Das größte Risiko zur Entwicklung einer Essstörung haben weibliche Jugendliche, welche unzufrieden mit ihrer Figur sind (sich als zu dick empfinden) und einen unsicheren Bindungsstil aufweisen.[10] Die Unzufriedenheit mit dem eigenen Körper rührt meist von einem in der Gesellschaft und in Medien vermittelten idealisierten Köperbild und Schlankheitsideal. Die Jugendlichen fühlen sich unter Druck, diesem Bild zu entsprechen, um dazuzugehören, nicht ausgegrenzt oder gemobbt zu werden. In diesem Zusammenhang spielen soziale Vergleiche eine wichtige Rolle (Vergleiche mit anderen Personen in der Klasse, Models, Influencer:innen, welche vermeintlich besser aussehen, etc.).[11] Studien zeigen, dass Bilder, welche auf Social Media hochgeladen werden, das Risiko für gestörtes Essverhalten (Diäten etc.) erhöhen,[12] was aufzeigt, wie problematisch soziale Bewertung durch andere und sozialer Vergleich in sozialen Medien sein kann.

Die Tatsache, dass in der Pubertät viele körperliche Veränderungen stattfinden und die Adoleszenz verschiedene hochstressige Entwicklungsaufgaben stellt (z. B. biologische Reifung, Entwicklung der Geschlechtsidentität und Geschlechtsorientierung, berufliche Weichenstellungen, Entwicklung einer eigenen Identität, Ablösung vom Elternhaus und Ausbildung von Autonomie, erste sexuelle Erfahrungen, erste Partnerschaften etc.) führt im Zusammenspiel mit Persönlichkeitsfaktoren[13] (z. B. ängstliche, depressive, selbstunsichere Persönlichkeit oft zusammengefasst in negativer Affektivität, hoher Gewissenhaftigkeit) zu einem höheren Risiko für die Entwicklung einer Essstörung. Besonders relevant in diesem Zusammenhang sind zudem Persönlichkeitseigenschaften wie Perfektionismus, Rigidität und ein starkes Kontrollbedürfnis.

9 Wick et al. (2012)
10 Troisi et al. (2005); Wick et al. (2012)
11 Swami et al. (2010)
12 Wick & Keel (2020)
13 Dufresne et al. (2020)

Was du selber tun kannst

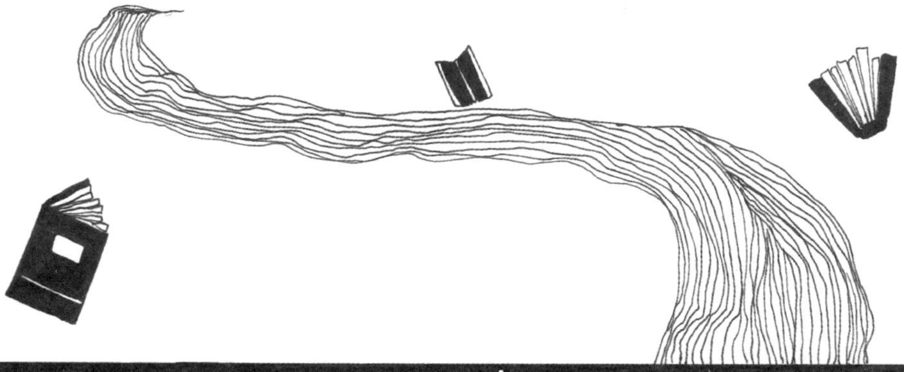

Wenn sich alles nur noch um dein schlankes Aussehen und möglichst niedrige Gewicht zu drehen beginnt, gilt es die Sache ernst zu nehmen. Frage dich, woher dies kommt, warum du mit dir unzufrieden bist, wer welche Einflüsse darauf hat, wer dir guttut und wer nicht. Beobachte dich und deine Umgebung. Wir haben eine Reihe von möglichen Hilfen zusammengestellt, welche dir bei dieser Analyse nützlich sein können.

Du findest sie ab Seite 61 im Kapitel „Arbeitsblätter". Probiere sie aus. Wenn du damit nicht weiterkommst, ist es an der Zeit, professionelle Hilfe in Anspruch zu nehmen. Je früher, desto besser.

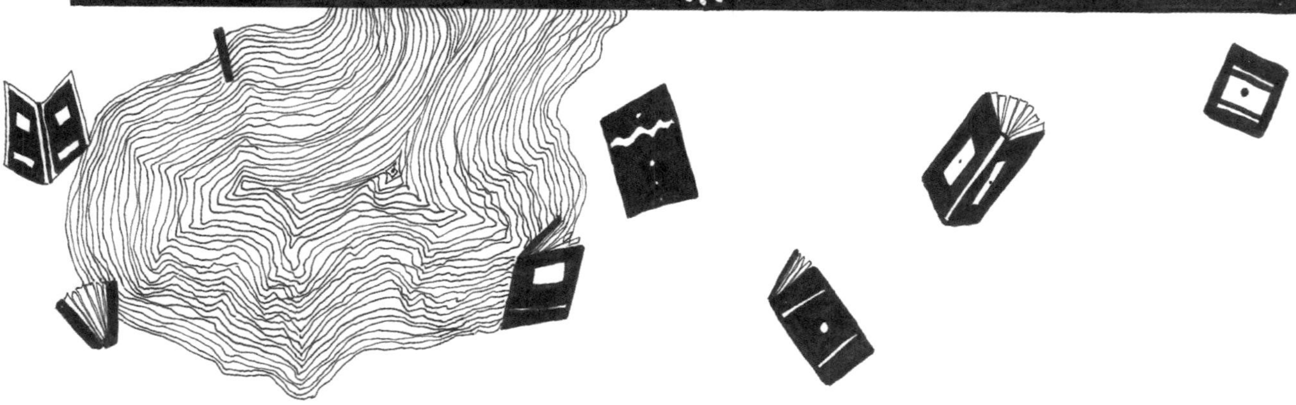

Wenn du nicht mehr weiterweißt

Eine Magersucht ist eine schwere Störung. Meist bedarf es einer professionellen Betreuung. Nimm diese rechtzeitig in Anspruch.

In einer kognitiven Verhaltenstherapie werden meist die folgenden Elemente eingesetzt:[14]

Erarbeiten eines *gemeinsamen Störungsmodells*

- wie konnte es zur Anorexie kommen, wodurch wird sie aufrechterhalten?
- Welche Faktoren spielen dabei eine wichtige Rolle?
- Wie lassen sich diese verändern?
- Wer kann dabei eine wichtige Rolle spielen?

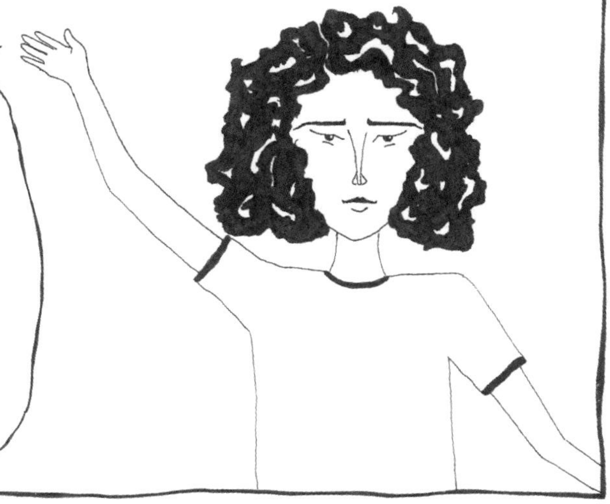

Aufzeigen des *Teufelskreises* zwischen einem niedrigen Selbstwert, dem Bedürfnis nach Anerkennung und Zugehörigkeit, dem Versuch dies mittels Gewichtsreduktion und Schlankheit zu erreichen, was kurzfristig positive Effekte zeigen kann, sich jedoch längerfristig fatal auswirkt, da immer stärker auf Gewichtsreduktion gesetzt wird.

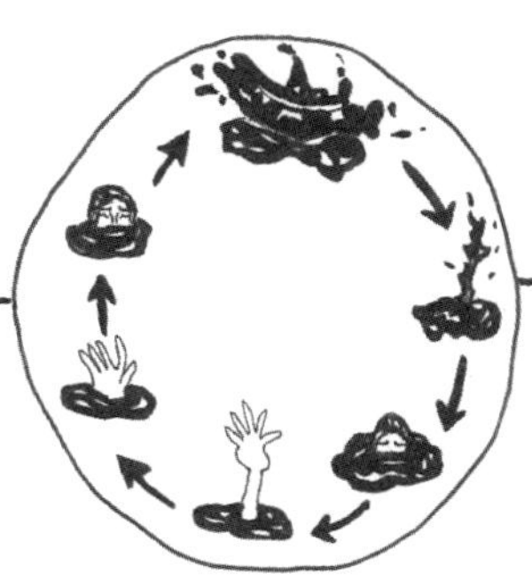

[14] Jacobi & Beitner (2021); Jacobi et al. (2020); Wyssen & Munsch (2018)

Auseinandersetzung mit der Magersucht und Sammeln und Gewichten von positiven Aspekten, welche sie mit sich bringt, respektive negativen Aspekten, die damit einhergehen (Kosten-Nutzen-Bilanzierung).

Ernährungstagebuch mit Essensplan und eingeplanter Nahrungseinnahme (fünf bis sechs Mal pro Tag), wobei auch besonders gemiedene Speisen wie Süßigkeiten oder kalorienreiche Nahrungsmittel (Kohlenhydrate, Fette) eingenommen werden sollen. Speisen zur Gewichtsreduktion (Light-Produkte) sind wegzulassen, ebenso den Magen füllende Verhaltensweisen (exzessives Trinken), um sich gesättigt zu fühlen. Regelmäßiges Essen soll Heißhungerattacken vorbeugen.

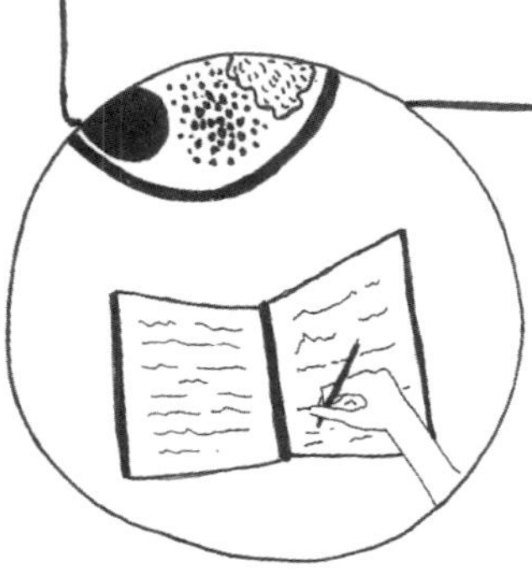

Mittels einer *Gewichtstreppe*, kombiniert mit einem Verstärkerplan (Belohnungen, wenn die Vorgaben bezüglich Gewichtszunahme erfüllt werden), wird darauf geachtet, dass eine kontinuierliche Gewichtserhöhung erfolgt.

Bearbeitung von Themen wie *Schönheitsideale*, Aussehen und sein Stellenwert in der Gesellschaft, Selbst- und Fremdwahrnehmung.

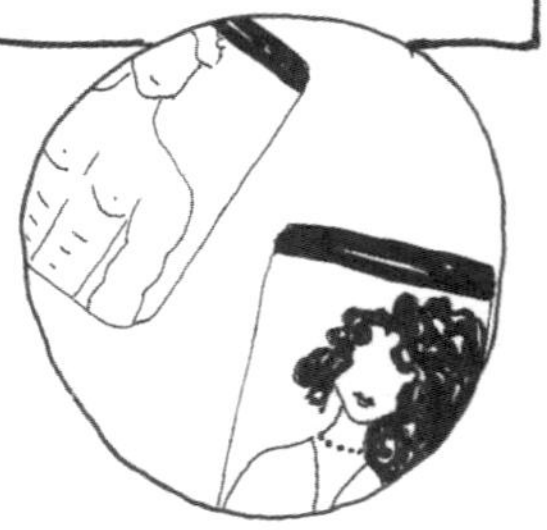

Bearbeitung der *Selbstwertproblematik* (Aufbau eines positiven Selbstbildes unabhängig vom Aussehen, Verstärkung der Selbstbejahung und Selbstakzeptanz, Verstärkung von Selbstfürsorge und Selbstwirksamkeit).

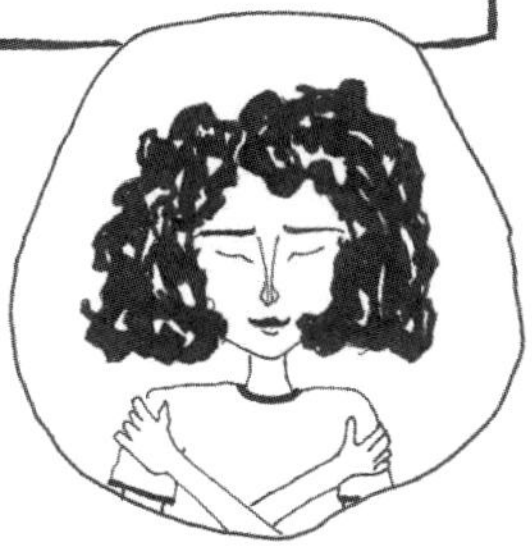

Aufbau von *Sozialkompetenzen* und einer angemessenen Emotionsregulation (häufig Vermittlung von Entspannungsmöglichkeiten).

Aufarbeiten von wichtigen und einschneidenden *Lebenserfahrungen* (z. B. Verlust einer nahen Bezugsperson, Umzug, Mobbing, Trennung/ Scheidung der Eltern, Missbrauchserfahrungen, Vergewaltigung).

Bearbeitung von *Leitungsorientierung* und persönlichen wunden Punkten (Schemata), welche besonders in der Pubertät/Adoleszenz infolge eines insgesamt hohen Stressniveaus ausgelöst werden.

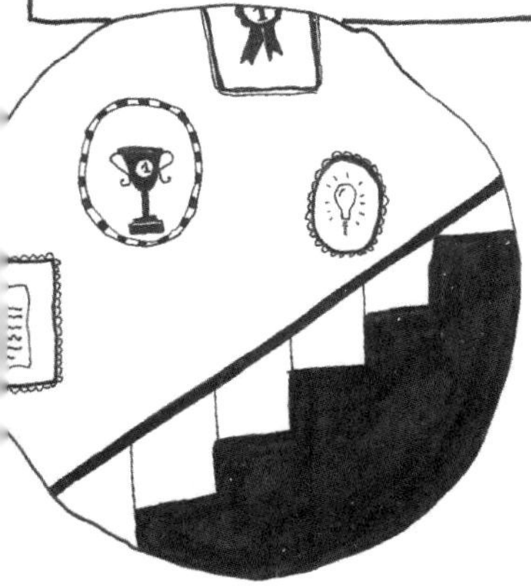

Einbezug der Eltern und Bearbeitung von elterlichen Verhaltensweisen (z. B. kritisches, vorwurfsvolles, abwertendes Verhalten gegenüber dem Jugendlichen/der Jugendlichen) und des elterlichen Erlebens (z. B. Angst, Schuldgefühle), welche sich ungünstig auf den Krankheitsverlauf auswirken.

In schweren Fällen kann auch eine stationäre Behandlung notwendig werden. Dies insbesondere, wenn folgende Bedingungen vorliegen:

- gefährliche Gewichtsabnahme, die lebensbedrohlich werden kann
- sehr rasche Gewichtsabnahme
- bei Gefahr von Suizidalität
- beim Vorliegen weiterer Störungen (z. B. Depression, Zwangsstörung).

Je nach Ausprägung der Störung und Komorbiditäten (z. B. Vorliegen einer Depression) kann auch eine medikamentöse Behandlung flankierend sinnvoll sein.

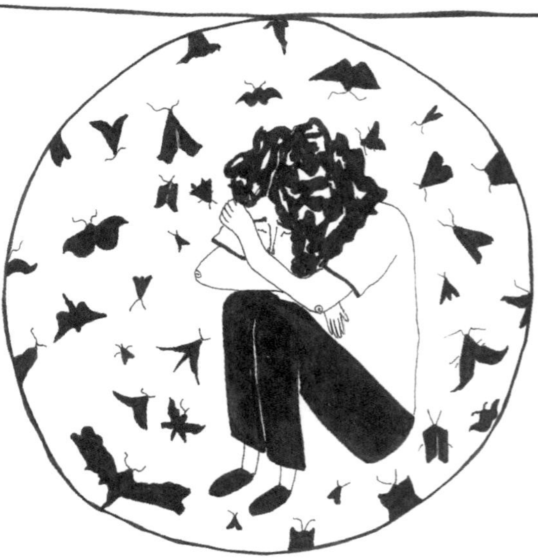

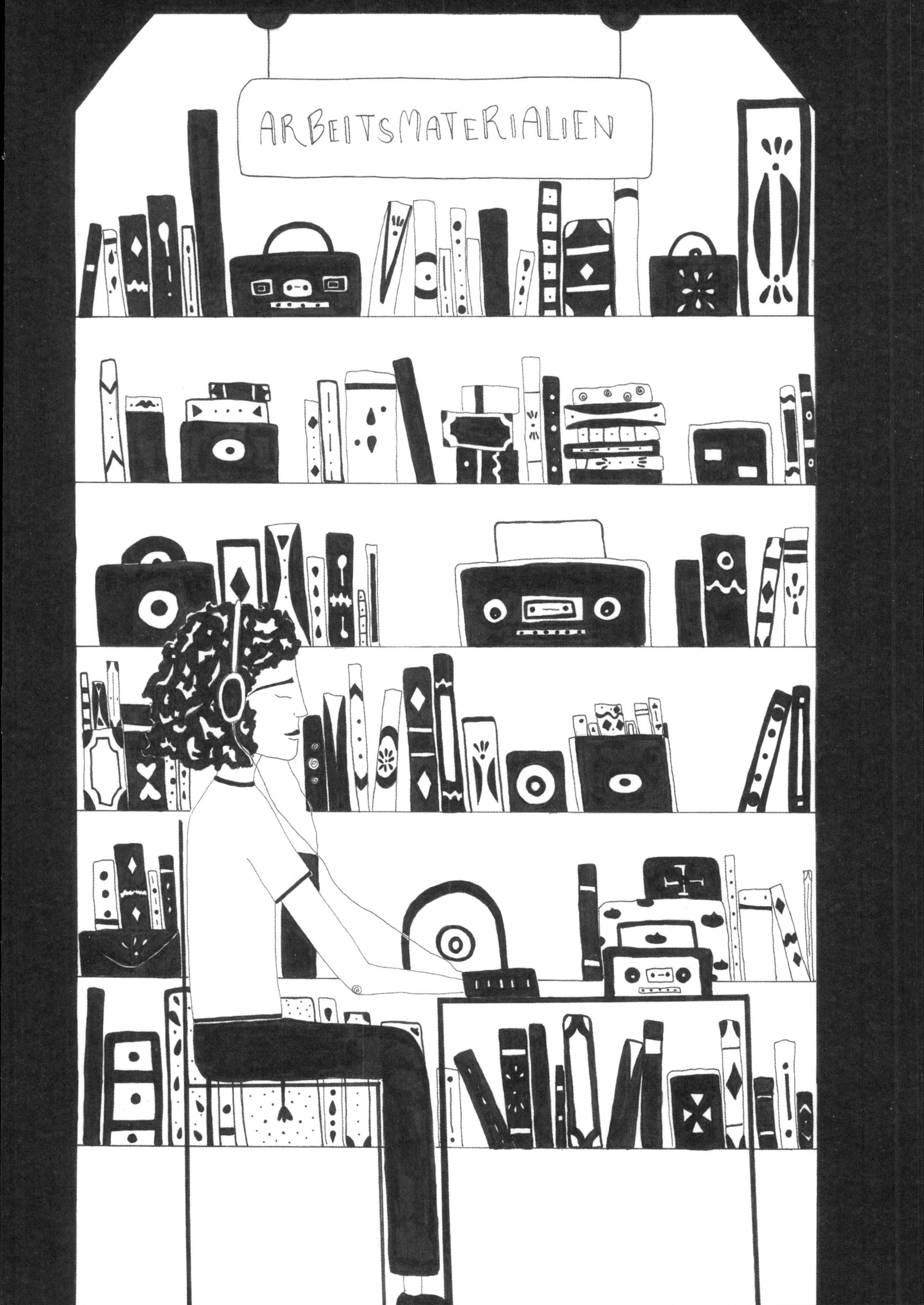
ARBEITSMATERIALIEN

SELBSTBEOBACHTUNGSBOGEN

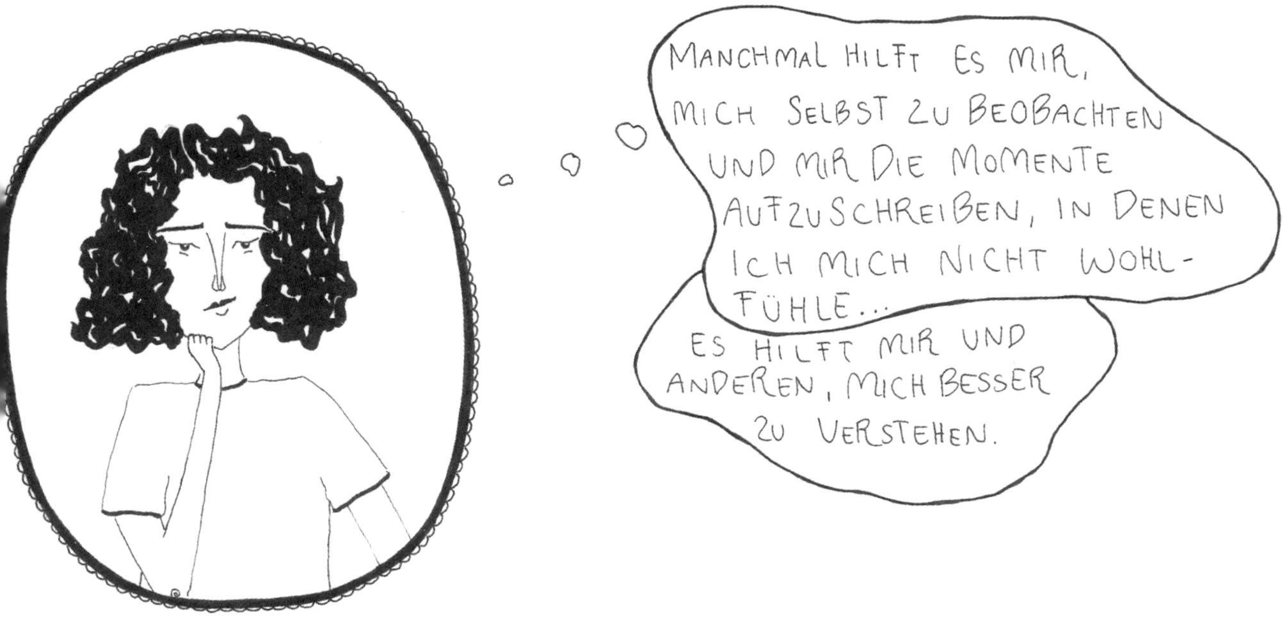

WO, WANN, BEI WEM FÜHLST DU DICH NICHT GUT?

ASS MICH N BEISPIEL MACHEN...

WO: ICH FÜHLE MICH UNWOHL, WENN ICH VOR ANDEREN ESSEN MUSS...
WANN: VOR ALLEM ABENDS, WEIL ICH NICHT SELBST KOCHE. DANN KANN ICH NICHT SO GUT EINSCHÄTZEN, WIE VIEL ICH ESSEN SOLL.
BEI WEM: HAUPTSÄCHLICH BEI MEINER FAMILIE. DORT FÜHLE ICH MICH KONTROLLIERTER.

WO: WENN ICH MICH IM SPIEGEL SEHE, FÜHLE ICH MICH SEHR UNWOHL UND NICHT WIRKLICH SCHÖN.
WANN: DAS GEFÜHL IST STÄRKER, NACHDEM ICH ETWAS GEGESSEN HABE. ICH FÜHLE MICH DANN SCHWER UND WENIGER SCHÖN.
BEI WEM: VOR ALLEM BEI MIR SELBST.

SITUATION 1:
WO:

WANN:

BEI WEM:

SELBSTBEOBACHTUNGSBOGEN

JETZT BIST DU DRAN!

SITUATION 2:

WO:

WANN:

BEI WEM:

SITUATION 3:

WO:

WANN:

BEI WEM:

SITUATION 4:

WO:

WANN:

BEI WEM:

SITUATION 5:

WO:

WANN:

BEI WEM:

SCHWARZE LISTE

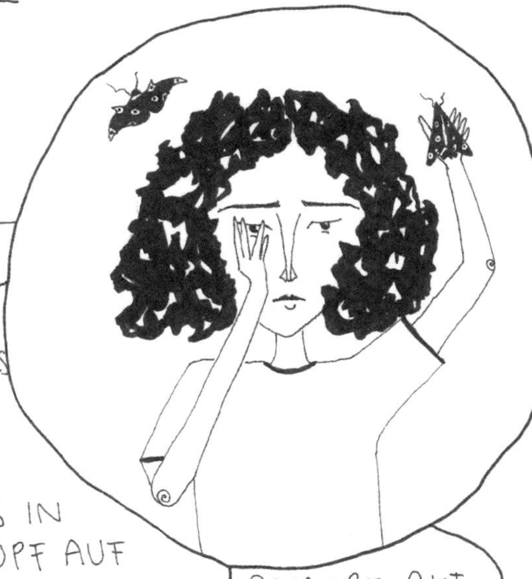

GEWISSES ESSEN TRIGGERT MICH. ICH SETZE ES IN MEINEM KOPF AUF MEINE LISTE „DARF ICH NICHT ESSEN!"

SCHREIBE AUF, WELCHE LEBENSMITTEL DIR EIN GEFÜHL VON UNSICHERHEIT GEBEN. DENKE DABEI AN NAHRUNGSMITTEL, DIE DU VERMEIDEST, ODER SOLCHE, DIE DIR SORGEN BEREITEN.

Schwarze Liste

MEIN GEDANKENDETEKTIV (3-SPALTEN-PROTOKOLL)

SCHREIB AUF, WELCHE GEDANKEN DU HAST, WELCHE GEFÜHLE DAHINTER STECKEN UND WIE DU DICH DABEI VERHÄLTST.

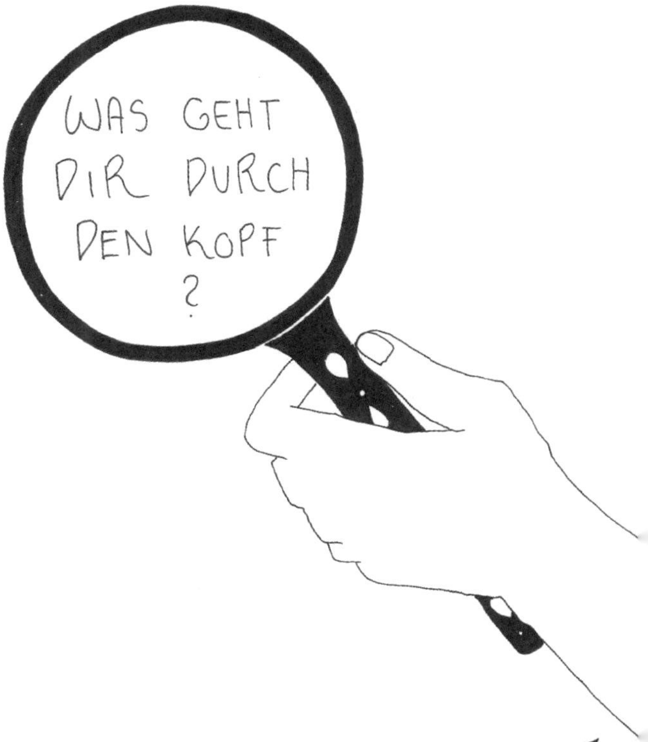

WAS DENKEN ANDERE ÜBER MICH?

WIE SEHE ICH MICH SELBST ?

GEDANKEN	GEFÜHLE	VERHALTEN
ICH MÖCHTE NICHT, DASS JEMAND MICH HINDERT ABZUNEHMEN.	ICH BIN WÜTEND, WEIL JEMAND MEIN ESSVERHALTEN KOMMENTIERT HAT.	ICH HABE GESAGT, DASS ICH VORHER SCHON VIEL GEGESSEN HABE.
ICH WÜRDE SO GERNE EIN EIS HOLEN MIT MEINEN FREUNDEN NACH DER SCHULE.	ICH FÜHLE MICH GESTRESST UND TRAURIG, WEIL ICH EIGENTLICH GERNE EIN EIS ESSEN WÜRDE.	ICH HABE MEINEN FREUNDEN GESAGT, DASS ICH KEINE LUST AUF EISCREME HABE.

Mein Gedankendetektiv (3-Spalten-Protokoll)

Gedanken	Gefühle	Verhalten

MEIN GEDANKENDETEKTIV (6-SPALTEN-PROTOKOLL)

NACHDEM DU IM 3-SPALTEN-PROTOKOLL DEINE NEGATIVEN GEDANKEN, GEFÜHLE UND DAS DAZUGEHÖRIGE VERHALTEN ANALYSIERT HAST, GEHT ES NUN DARUM, NEU ZU DENKEN. DIES BEDEUTET, DASS DU BEI AUFKOMMENDEN NEGATIVEN GEDANKEN UND GEFÜHLEN VERSUCHST UMZUDENKEN, UM POSITIVE ODER ALTERNATIVE ASPEKTE ZU ERKENNEN.

IM 6-SPALTEN-PROTOKOLL GEHST DU FOLGENDERMASSEN VOR:

1. NOTIERE ERNEUT DEINE AKTUELLEN GEDANKEN, GEFÜHLE UND DAS DAZUGEHÖRIGE VERHALTEN IN DEN ERSTEN DREI SPALTEN.

2. ENTWICKLE IN DER VIERTEN SPALTE GEGEN-GEDANKEN, IDENTIFIZIERE IN DER FÜNFTEN SPALTE NEUE GEFÜHLE UND NOTIERE IN DER SECHSTEN SPALTE, WIE DU DICH DANN VERHALTEN KÖNNTEST.

AUF DER NÄCHSTEN SEITE FINDEST DU EIN BEISPIEL ...

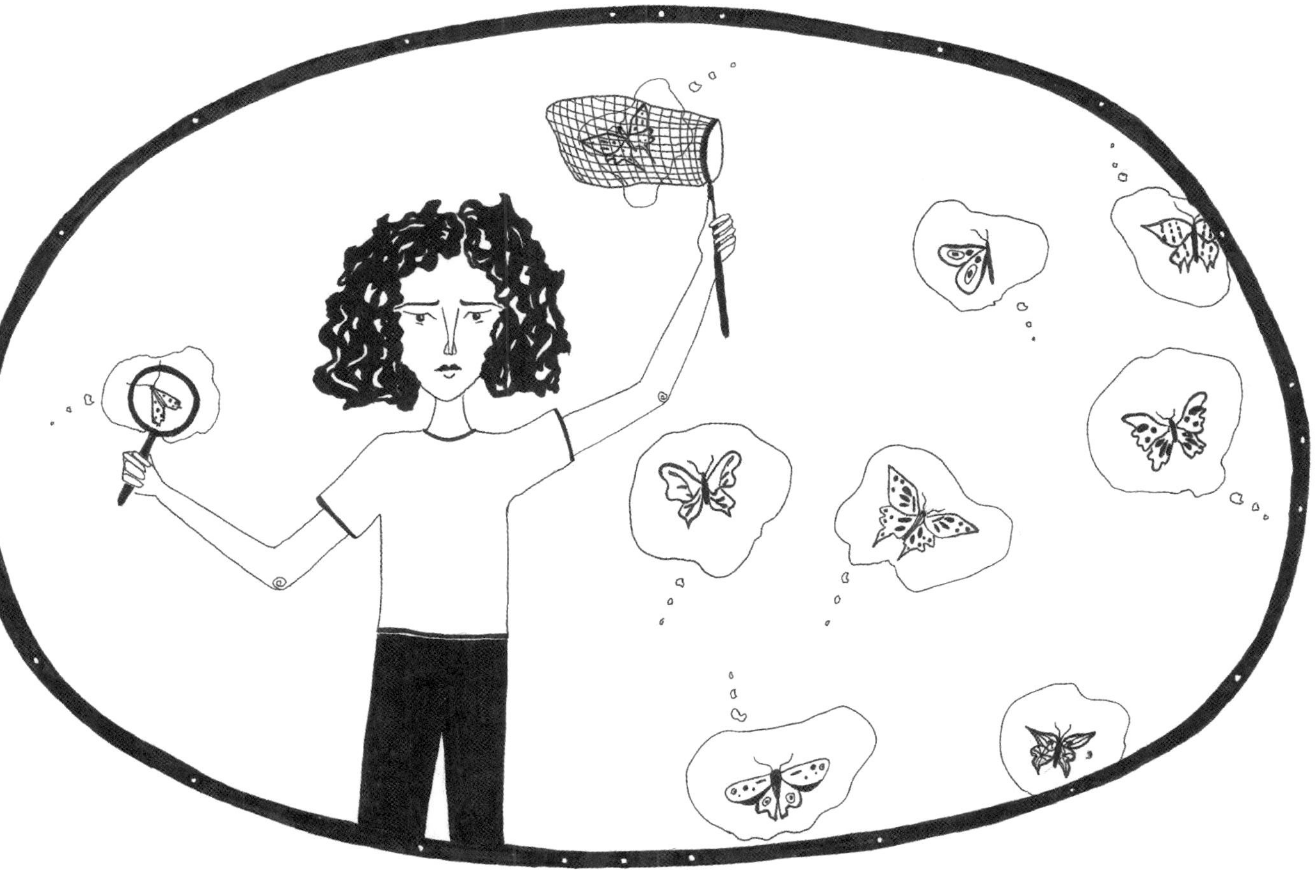

MEIN GEDANKENDETEKTIV (6-SPALTEN-PROTOKOLL)

GEDANKEN	GEFÜHLE	VERHALTEN	GEGEN-GEDANKEN	NEUE GEFÜHLE	NEUES VERHALTEN
ICH MUSS SPORT MACHEN, UM MÖGLICHST VIELE KALORIEN ZU VERBRENNEN...	ANGST VOR DER GEWICHTSZUNAHME.	ICH JOGGE EXTRA LANGE, DAMIT ICH MEIN SCHLECHTES GEWISSEN BERUHIGEN KANN.	ICH KANN MICH BEWEGEN, UM MEINEM KÖRPER ETWAS GUTES ZU TUN.	ICH FÜHLE MICH LEBENDIG, WEIL ICH AN DER FRISCHEN LUFT WAR UND MICH BEWEGT HABE.	ICH GEHE SPAZIEREN ANSTATT SCHNELL ZU RENNEN.

MEIN GEDANKENDETEKTIV (6-SPALTEN-PROTOKOLL)

GEDANKEN	GEFÜHLE	VERHALTEN	GEGEN-GEDANKEN	NEUE GEFÜHLE	NEUES VERHALTEN

SELBSTWERT-REGULATION

ÜBERLEGE DIR, WAS ODER WER DIR GUT TUT BZW. WER ODER WAS NICHT.

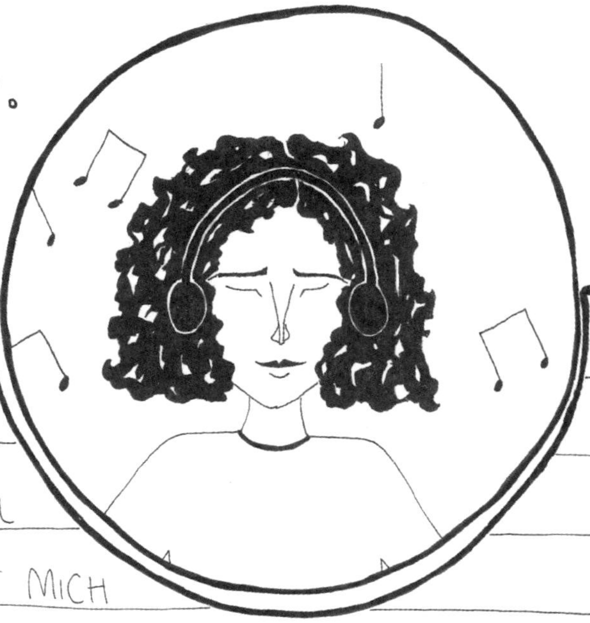

WAS TUT MIR GUT?

- MIR HILHT ES IN SITUATIONEN, IN DENEN MEINE GEDANKEN MIR ZU VIEL WERDEN, MUSIK ZU HÖREN. ES LENKT MICH AB UND BERUHIGT MICH.

WER TUT MIR GUT?

- ES GIBT SITUATIONEN, IN DENEN MEINE FREUNDE MICH ZUM LACHEN BRINGEN UND ICH MICH FÜR EINEN KURZEN MOMENT SORGLOS FÜHLE.

SELBSTWERT-REGULATION

WAS TUT MIR GUT?

WER TUT MIR GUT?

Selbstwert-Regulation

Was tut mir nicht gut?

Wer tut mir nicht gut?

Nachwort

Dieses Buch schildert eindrücklich, wie sich eine Magersucht schleichend zum Problem entwickelt und die Betroffenen selbst dies lange nicht realisieren und wahrhaben wollen. Die Autorin arbeitet eindrücklich heraus, wie es immer mehr an einer kritischen Selbstwahrnehmung und Metaperspektive (sich von außen betrachten können oder mit den Augen anderer zu sehen wie aus einer Vogelperspektive) zu fehlen beginnt und der Jugendliche/die Jugendliche die Relationen zu verlieren beginnt. Die Grenze zwischen „normalem", bewusstem Achten auf eine ausgewogene und gesunde Ernährung und das Körpergewicht und einer Besessenheit, zu dick zu sein, die mit immer ausgeprägteren Versuchen, schlank zu sein einhergehen, verschwimmt. Man schlittert zusehends mehr in eine schwere Störung hinein und merkt dies lange selber nicht. Ebenso wenig die Umgebung.

Frau Zacher zeigt auf, aus welchen Gründen man in diese Problematik hineingeraten kann. Es geht der Autorin nicht ausschließlich um das Körperbild. Hier werden generelle Selbstzweifel, persönliche Unsicherheiten und ein niedriger Selbstwert anschaulich und ungeschminkt benannt, authentisch und berührend, was diesem Buch eine besonders wertvolle Note verleiht.

Das Buch schildert sehr eindrücklich das Dilemma von Menschen mit einer Anorexie: Auf der einen Seite dieses Bemühen, von anderen positiv wahrgenommen zu werden (man möchte, dass sie einen schlank und schön finden), was den Selbstwert erhöhen und einen anderen näherbringen sollte, auf der anderen Seite die Entfremdung von anderen, da diese einen ständig kritisieren, an einem herumnörgeln, die eigenen Pläne durchkreuzen, einen kontrollieren und Vorschriften machen. Und dann sind da noch die Fachleute, vor denen man sich ausziehen muss, die einen vermessen, bewerten, taxieren. Es wird im Text spürbar, wie entwürdigend dies erlebt werden kann.

Die Botschaft „eigentlich falle ich anderen zur Last, das möchte ich nicht, ich möchte easy sein“, welche schließlich durch den zunehmenden Gewichtsverlust zum Gegenteil wird und der anorektische Mensch anderen durch die Störung erst recht zur Last fällt, ihnen Sorgen und Ängste bereitet und zum Problem in der Familie wird, wird im Buch gut herausgearbeitet und ist als Botschaft für viele Betroffene und ihre Angehörigen wichtig. Eine Anorexie betrifft nicht nur den Jugendlichen/die Jugendliche selber, sondern macht auch etwas mit ihrem Umfeld, den Eltern, Geschwistern, nahen Bezugspersonen und anderen Menschen, die ihn/sie mögen und schätzen.

Die Aussage „Ich fühle mich so unsichtbar, so übersehen“ widerspiegelt den Wunsch, nicht unterzugehen. Dieses Thema ist schön herausgearbeitet und zeigt, wie die pathologische Dynamik vielschichtig angestoßen werden kann. Das Buch thematisiert Ängste und Hilflosigkeitsgefühle und wie sich die Psyche dagegen zur Wehr zu setzen versucht, im Bemühen Lösungen zu finden, welche jedoch letztlich dysfunktional und schädlich sind und im schlimmsten Fall zum Tod führen können.

Gut geschildert wird ebenfalls die unselige Verknüpfung zwischen niedrigem Selbstwert und Kompensation durch Leistung – einem wichtigen Thema, das vielen Betroffenen helfen kann, diesem Aspekt mehr Beachtung zu schenken.

Was mir besonders gut gefällt, ist die Gestaltung. Frau Zacher zeichnet ansprechend das Bild mit den Motten, die sich immer mehr ausbreiten und zur Plage werden. Wie Motten einen Kleiderschrank in Beschlag nehmen, dominieren kreisende Gedanken rund um Gewicht und Aussehen, Selbstwert und Zugehörigkeit den Kopf. Ein starkes, einprägsames Bild. Oft ist man dieser Plage scheinbar hilflos ausgeliefert.

Ich wünsche diesem Buch eine große und interessierte Leserschaft und hoffe, dass es jungen Menschen und ihrem Umfeld wichtige Impulse und Einsichten vermitteln kann. Menschen auf der Suche nach ihrer Identität und Selbstbejahung, ihrem Streben nach Anerkennung und Liebe, ihrem legitimen Bedürfnis nach Zuwendung und Wertschätzung und so sein zu dürfen, wie sie möchten, ungeachtet von Normen, Vorgaben und dem Diktat der Gesellschaft. Es möge dazu beitragen, sich in der eigenen Haut wohlzufühlen und sich mit der eigenen Person und dem eigenen Aussehen, den eigenen Stärken und Schwächen anzunehmen.

Prof. Dr. Guy Bodenmann
Zürich, Herbst 2024

Literatur

Budia, J. M., Alcover, C. M., Fernández-Muñoz, J. J., Blanco-Fernández, A., & Félix-Alcántara, M. P. (2023). Attachment, motivational systems and anorexia nervosa: A systematic review and proposed framework for eating disorders. *Clinical Psychology & Psychotherapy, 30(5)*, 913– 930.

Cucchi, A., Ryan, D., Konstantakopoulos, G., Stroumpa, S., Kaçar, A. Ş., Renshaw, S., ... & Kravariti, E. (2016). Lifetime prevalence of non-suicidal self-injury in patients with eating disorders: a systematic review and meta-analysis. *Psychological Medicine, 46(7)*, 1345-1358.

Dufresne, L., Bussières, E. L., Bédard, A., Gingras, N., Blanchette-Sarrasin, A., & Bégin PhD, C. (2020). Personality traits in adolescents with eating disorder: A meta-analytic review. *International Journal of Eating Disorders, 53(2)*, 157-173.

Haworth-Hoeppner, S. (2000). The critical shapes of body image: The role of culture and family in the production of eating disorders. *Journal of Marriage and Family, 62(1)*, 212-227.

Holtom-Viesel, A., & Allan, S. (2014). A systematic review of the literature on family functioning across all eating disorder diagnoses in comparison to control families. *Clinical Psychology Review, 34(1)*, 29-43.

Jacobi, C. & Beintner, I. (2021). *Anorexia Nervosa*. Fortschritte der Psychotherapie. Hogrefe.

Jacobi, C., de Zwaan, M. & Schmidt-Hantke, J. (2020). Fütter- und Essstörungen. In Hoyer, J. & Knappe, S. (Hrsg.), *Klinische Psychologie und Psychotherapie* (3. Auflage; S. 1237-1278). Springer.

Jacobi, F., Höfler, M., Siegert, J., Mack, S., Gerschler, A., Scholl, L., ... & Wittchen, H. U. (2014). Twelve-month prevalence, comorbidity and correlates of mental disorders in Germany: the Mental Health Module of the German Health Interview and Examination Survey for Adults (DEGS1-MH). *International journal of methods in psychiatric research, 23(3)*, 304-319.

Keski-Rahkonen, A., & Mustelin, L. (2016). Epidemiology of eating disorders in Europe: prevalence, incidence, comorbidity, course, consequences, and risk factors. *Current opinion in psychiatry, 29(6)*, 340-345.

Nagl, M., Jacobi, C., Paul, M., Beesdo-Baum, K., Höfler, M., Lieb, R., & Wittchen, H. U. (2016). Prevalence, incidence, and natural course of anorexia and bulimia nervosa among adolescents and young adults. *European Child & Adolescent Psychiatry, 25*, 903-918.

Swami, V., & Abbasnejad, A. (2010). Associations between femininity ideology and body appreciation among British female undergraduates. *Personality and Individual Differences, 48(5)*, 685-687.

Troisi, A., Massaroni, P., & Cuzzolaro, M. (2005). Early separation anxiety and adult attachment style in women with eating disorders. *British Journal of Clinical Psychology, 44(1)*, 89-97.

Wallin, U., & Saha, S. (2020). Implementation of key components of evidence-based family therapy for eating disorders in child and adolescent psychiatric outpatient care. *Frontiers in Psychiatry, 11*, 510710.

Wick, M. R., & Keel, P. K. (2020). Posting edited photos of the self: Increasing eating disorder risk or harmless behavior? *International Journal of Eating Disorders, 53(6)*, 864-872.

Wick, K., Leipold-Haas, S., Dye, L., & Strauß, B. (2012). Bindungsmuster, Figurzufriedenheit und auffälliges Essverhalten bei 13-bis 18-jährigen weiblichen und männlichen Jugendlichen. *Kindheit und Entwicklung, 21(4)*, 219-226.

Wyssen, A. & Munsch, S. (2018). Anorexia Nervosa. In G. Lauth & F. Linderkamp (Hrsg.), *Verhaltenstherapie mit Kindern und Jugendlichen* (S. 224-237). PVU.

Autorin & Herausgeber

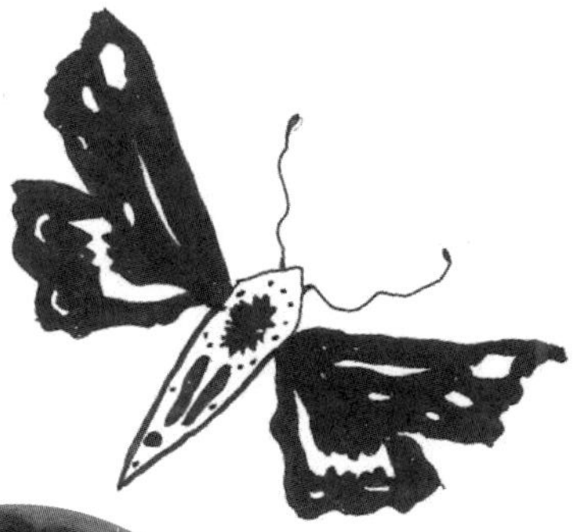

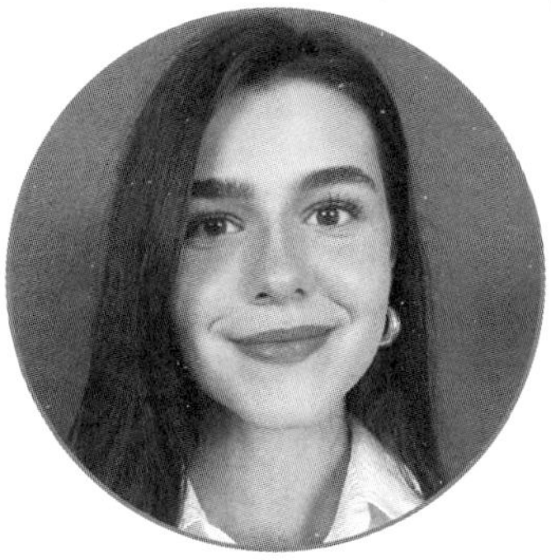

Hanah Zacher, geboren am 26. April 2004, studiert Psychologie und Kunstgeschichte an der Universität Zürich. Seit ihrer Zeit an der Kantonsschule Wattwil, wo sie ihre Matura mit Fachgebiet Bildernische Gestaltung absolvierte, entwickelte sie grosses Interesse an verschiedenen Kunstformen. In ihren Arbeiten verbindet sie psychologische Themen mit ihrem künstlerischen Schaffen und visualisiert dabei gesellschaftlich relevante Fragen. Durch Erfahrungen in ihrem näheren Umfeld, entstand der Wunsch, die Thematik der Magersucht bildnerisch umzusetzen und somit eine Hilfestellung für Betroffene bieten zu können.

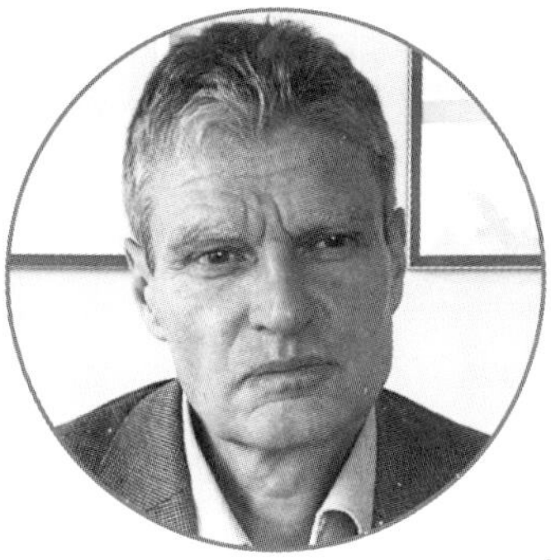

Prof. Dr. Guy Bodenmann ist Ordinarius für Klinische Psychologie mit Schwerpunkt Kinder/Jugendliche und Paare/Familien an der Universität Zürich. Er ist kognitiver Verhaltenstherapeut und Direktor der Psychotherapieambulanz für Kinder und Jugendliche am Psychologischen Institut. Zusammen mit Prof. Dr. Simone Munsch leitet er eine interuniversitäre Weiterbildung in Kognitiver Verhaltenstherapie mit Schwerpunkt Kinder, Jugendliche und junge Erwachsene der Universitäten Zürich und Fribourg, welche auch systemische und humanistische Elemente integriert. Er war der Initiator der Kinderbuchreihe beim Hogrefe-Verlag.

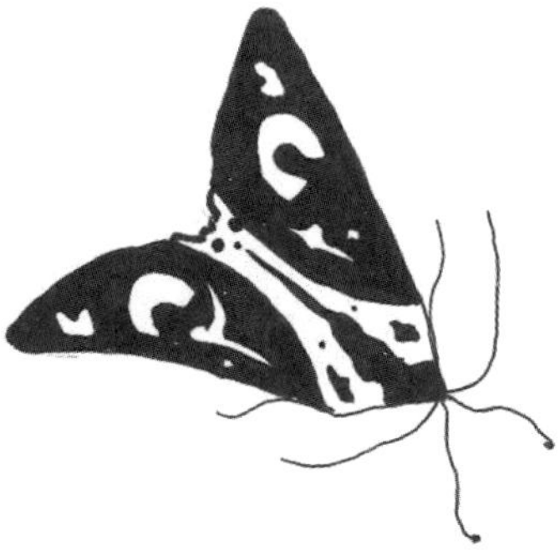

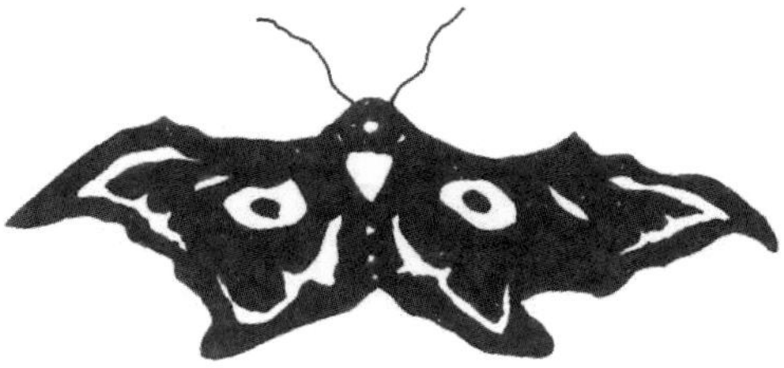